하루 15분
기적의
림프 청소

몸 속 쓰레기를 없애 내 몸을 살린다!

하루 15분
기적의
림프 청소

김성중·심정묘 지음

비타북스

프롤로그

흐르지 않는 현대인의 몸,
림프가 답이다!

 어린 시절, 나는 환절기가 고역이었다. 그 시기만 되면 항상 목감기를 달고 살았고, 심하면 임파선이 커다랗게 부어서 침을 삼키는 것조차 힘들었다. 당시 자주 찾던 병원의 담당의사는 하루가 멀다 하고 찾아오는 나를 걱정하며, 어머니께 내 목에 있는 임파선 제거 수술을 제안하기도 했다. 어머니는 어린 자식이 자주 아파 하니 진지하게 수술을 고민하기도 하셨다. 수술을 고민하면서 한두 해를 더 보내다 보니 어느 순간 다행히 목이 더 이상 말썽을 부리지 않아 수술은 하지 않았다.
 지금 생각해보면 정말 다행이다. 사실 그 당시만 해도 임파선이라는 게 있어도 그만, 없어도 그만인 몸속의 애물단지 같은 취급을 받던 때였다. 그럴 만도 한 것이 통증은 있지만 상처나 출혈이 있는 것이 아니었고, 또 며칠 푹 쉬면 금방 괜찮아지기 때문에 이유 없이 통증만 주는 몸속의 한 부분 정도로만 인식됐기 때문이다. 훗날 림프를 공부하게 되면서 자연스레 어린 시절이 떠올랐다. 무지로 인해 혈관만큼이나 중요한 림프관을 제거할 뻔했다고 생각하면 아찔하기까지 하다.

몇 십 년이 지난 1990년대 서울의 한 대학병원에서 물리치료사로 근무하고 있을 때, 어린 시절의 나와 같은 통증을 호소하는 환자들을 많이 만나게 됐다. 원인 모를 부종과 통증, 암 수술 후 겪는 후유증 등으로 많은 환자들이 고통스러워했다. 부어오른 부위의 부기를 빼기 위해 물리치료를 받고자 나를 찾아왔지만, 나 역시 그들에게 해줄 수 있는 게 별로 없었다. 그때까지도 국내에는 림프에 대한 개념이나 학문이 없었고, 림프 마사지라는 것도 없던 때였다.

많은 사람들이 원인도 모르고 고통스러워하는 걸 보면서 나는 고민이 많았다. 그때 외과 교수님의 권유로 림프를 체계적으로 배울 수 있다는 아카데미를 알게 됐고, 고민 끝에 미국 플로리다에 있는 림프학 아카데미(The Academy of Lymphatic

Studies)에 입학하게 되었다. 그곳에서 MLD(Manual Lymph Drainage, 수기 림프 배출법)라는 림프 마사지를 제대로 배우고 돌아와 국내 최초 림프 치료 전문가가 되었다. 그 후 지금까지 림프의 중요성과 올바른 림프 마사지 방법을 전하고자 부단히 노력하고 있다.

지난해 채널A 〈나는 몸신이다〉 방송에 출연했을 때, 암 수술 후 림프 관리가 제대로 되지 않아서 다리 부종이 심했던 여성 방청객이 있었다. 다리 부종이 심해지면서 전신의 림프 순환을 방해하여 얼굴, 어깨까지 많이 부어 있는 상태였다. 이런 경우 하루 15분만 꾸준히 림프 청소 마사지를 하면 원래 모습으로 돌아갈 수 있다고 하니 방청객뿐 아니라 출연자들까지 모두 나를 의심의 눈초리로 봤다. 그 자리에서 마사지 동작을 몇 분간 실시했고, 전후 사진을 비교해서 보여주자 다들 놀라고 신기해했다. 통통 부었던 다리는 눈에 띄게 줄었고, 부은 다리 때문에 걷는 것이 많이 불편했는데 통증이 사라졌다며 치료를 받은 여성도 기뻐했다.

또 다른 여성 방청객은 어깨 통증이 심해서 일상생활이 어렵다며 고충을 토로했다. 이 여성 또한 단 몇 가지 마사지 동작을 실시하자 돌아가지 않던 어깨가 돌아가고 통증도 사라져서 모두를 놀라게 했다. 이처럼 림프는 기적처럼 단 몇 분만으로도 놀라운 효과를 보인다. 제대로 된 마사지법만 알고 있다면 누구나 쉽고 안전하게 할 수 있다.

방송 후에 이런 효과들이 화제가 되어 전국 각지에서 강연 초청과 마사지법 문의가 쇄도했다. 많은 사람들이 림프 건강에 문제가 있으나, 그 해결 방법을 몰라서 고충을 겪고 있다는 뜻이었다. 방송을 통해서 많은 사람들이 림프를 챙겨야 하고, 림프가 얼마나 중요한 것인지 알게 되어 다행이다. 어릴 적 나처럼 무지한 탓에 림프를 제거하는 실수를 이제는 더 이상 하지 않게 되었으니, 그것만으로도 림프를 공부한 보람이 생긴다.

하지만 여전히 림프를 어렵게 여기고, 전문가들만의 영역이라고 생각하는 사람들이 많아서 이 책을 쓰게 됐다. 이 책에서는 25년 간 수만 명의 환자들을 치료한 경험을 바탕으로 '일상에서 림프 건강을 챙길 수 있는 방법'을 모두 담았다. 매일 15분만 투자하면 미리미리 림프 건강을 챙길 수 있는 '림프 청소 마사지 프로그램'과 특이 증상과 통증이 나타났을 때 실시하면 효과가 바로 나타나는 프로그램도 담겨 있다. 처진 턱살도 없애고, 동안 피부로 거듭날 수 있는 뷰티 림프 마사지도 있으니, 필요한 부분을 찾아 따라 해보면 큰 도움이 될 것이다. 이 책을 통해 일상 속에서 림프 건강을 챙겨 대한민국 모든 사람들이 잔병치레 없이 무병장수하기를 진심으로 바란다.

2016년 국내 최초 림프 치료사
김성중

림프 건강 자가진단

1. 아침저녁으로 몸이 많이 붓는다.
2. 턱살이 많아지고 처진 듯한 느낌이 든다.
3. 물만 먹어도 살이 찌고, 운동을 해도 쉽게 빠지지 않는다.
4. 피부 염증이 자주 생긴다.
5. 감기에 자주 걸린다.
6. 푹 쉬어도 피로함을 느낀다.
7. 사우나를 하거나 운동을 한 후에 오히려 더 붓는 느낌이 든다.
8. 안색이 좋지 않다는 말을 자주 듣는다.
9. 셀룰라이트가 많다.
10. 팔다리가 자주 쑤시고, 만졌을 때 열감이 느껴진다.

딱 일주일만 자신의 몸을 살펴보자. 위 항목에서 4개 이상 해당된다면, 림프 건강에 빨간불이 켜졌다는 뜻이다.
갑자기 이런 증상이 나타난 게 아니라 언제나 항상 그래왔다면, 그건 이미 오래 전부터 림프가 적신호를 보내고 있었는데 무시하고 있었다는 뜻이다. 지금이라도 늦지 않았으니, 림프 청소를 시작하자!

CONTENTS

프롤로그
흐르지 않는 현대인의 몸, 림프가 답이다! • 4

1장 만병을 예방하고 치료하는 림프 청소 마사지

왜 림프 청소 마사지를 해야 하는가? • 16
림프 청소 마사지는 어떻게 하는가? • 24
하루 15분 림프 청소 마사지 프로그램 • 30
PLUS PAGE 나른한 오후, 틈틈이 하면 좋은 림프 청소법 • 51

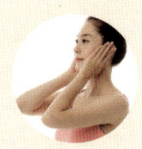 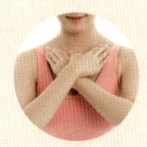 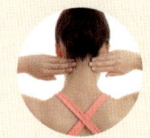

2장 왜 림프 청소를 하면 건강해지는가?

보이지 않는 몸속 쓰레기가 위험하다 • 56

잘 흘러야 건강해진다 • 60

왜 림프여야 하는가? • 65

나잇살이 아니다, 부종이다 • 72

면역 기능은 림프의 주요 역할 • 75

습진·무좀·여드름, 피부 문제가 아니다 • 78

암과 림프는 떼려야 뗄 수 없는 관계 • 81

두통·관절통·생리통, 림프로 해결된다 • 85

피로? 림프가 문제다 • 88

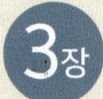

3장 내 몸속의 청소기를 깨워라!

3포인트 림프절을 사수하라 • 92
목만 쓸어내려도 100가지 질병이 다스려진다 • 95
겨드랑이만 늘여도 건강해진다 • 101
하체 건강을 위해 서혜부를 마사지하라 • 107
림프 순환을 돕는 생활 습관 • 114

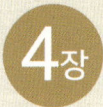

4장 림프 청소의 놀라운 효과들

다리가 너무 가벼워졌어요! • 126
암을 예방하고 관리할 수 있다니 놀라워요! • 129
교감신경을 이완시켜 소화불량과 변비를 해결했어요! • 133
몸이 따뜻해지면서 생리통이 사라졌어요 • 137
약으로도 못 고친 고혈압이 내려갔어요 • 140
'살'로 잃었던 자신감, 3개월 만에 되찾았습니다! • 143
시술 없이도 기미를 없애고 주름을 펴줘요! • 146
한 달 만에 피부미인으로 다시 태어났어요 • 149

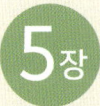 ## 내 몸을 살리는 림프 청소 마사지

증상별 림프 청소 마사지
눈 피로 · 155
얼굴 부기 · 160
숙취 · 162
변비 · 166
다리 부종 · 168
PLUS PAGE 샤워하면서 하는 림프 대청소 · 174

통증별 림프 청소 마사지
두통 · 179
턱관절 통증 · 182
팔꿈치, 손목 통증 · 185
목, 어깨 통증 · 188
생리통 · 190

예뻐지는 림프 청소 마사지
여드름 없애기 · 193
이목구비 살리고 주름 없애기 · 196
매끈하고 탄력 있는 팔 만들기 · 200
뱃살 없애기 · 202
다리 셀룰라이트 없애기 · 204
PLUS PAGE 림프 청소 마사지와 함께하면 효과 2배, 림프 체조 · 208

1장

심장의 압력으로 흐르는 혈액과 달리 림프액은 주변 근육의 움직임을 통해서만 흐르기 때문에 쉽게 정체하고, 노폐물이 쌓인다. 꾸준히 림프관을 마사지해주면 몸속 모든 세포에 노폐물이 쌓이지 않아 피부가 좋아지고, 부종과 각종 통증이 줄어들며, 암과 같은 큰 질병도 예방해준다.

만병을 예방하고
치료하는
림프 청소 마사지

왜 림프 청소 마사지를 해야 하는가?

○

'부종'부터 '암'까지 관리하는 림프

혈액과 마찬가지로 우리 몸 전체를 순환하는 게 있다. 흔히 '임파(淋巴)'라고 불리는 림프액이다. 림프액은 무색, 황백색 액체로 우리 몸에서 세균, 바이러스, 암세포 등을 림프관을 따라 흐르게 하는 역할을 한다. 그래서 림프가 제 역할을 하지 못하면 림프관을 따라 흐르는 세균과 암세포가 한곳에 쌓여서 일차적으로는 부종이 생기고, 여드름 같은 염증, 관절염 같은 각종 통증, 심지어 암까지 불러온다. 그만큼 우리 몸에서 아주 중요한 곳이며, 우리 몸의 건강 상태와 컨디션에 가장 많은 역할을 하는 곳이다. 지금까지 우리 몸에 흐르는 중요한 액체로 혈액만 생각하고 관리했다면, 이제는 림프를 돌아볼 때다!

림프란 무엇인가?

림프 청소를 말하기에 앞서 림프에 대한 개념부터 간단하게 살펴보자. '림프액'은 피부에 상처가 났을 때 피와 함께 나오는 진물을 떠올리면 이해가 쉽다. 또 화상을 입거나 불편한 신발을 신었을 때 생기는 물집 안에 있는 액체도 림프액이다. 혈관에서 빠져나온 혈액 성분으로, 앞서 말한 것처럼 우리 몸속에 있는 나쁜 물질들이 포함된 액체다.

 림프액은 혈액처럼 온몸을 순환하는데, 이때 림프액이 흐르는 통로가 '림프관'이다. 그리고 수많은 가지로 뻗어진 림프관이 한데로 모이는 곳이 있는데, 이곳이 우리 몸에서 면역 기능을 담당하는 '림프절'이다. 이 림프절에서 림프관으로 흐르는 나쁜 물질이 포함된 림프액을 깨끗하게 청소해준다.

 이처럼 하나의 체계로 이루어져 있어서 림프액, 림프관, 림프절을 '림프계'라고 한다. 우리가 흔히 말하는 '림프'는 림프액, 림프계를 두루 칭하는 말이다. 그래서 "림프 순환이 안 된다"는 말은 림프액이 잘 흐르지 않는다는 뜻이기도 하고, 림프계가 제대로 작동하고 있지 않다는 말이기도 하다.

잘 흘러야 건강하다

우리 몸에서 이렇게 중요하고 큰 역할을 하는 림프액은 굉장히 예민하고 더디게 흐른다. 혈액은 심장에서 세차게 뿜어내주기 때문에 별 문제가 없다면 온몸을 활발하게 잘 돈다. 하지만 림프액은 혈관보다 더 좁은 림프관 안에서 흐르며, 림프관 주변에 있는 근육의 수축, 이완하는 힘을 받아서 움직인다. 그래서 평소 활동량이 많거나 근육이 많은 젊은 시절에는 스스로 잘 흐르지만, 활동량이 적고 근육이 점점 빠지는 중년을 넘어서면 안 그래도 느린 림프액은 거의 흐르지 못하고 정체된다. 문제는 바로 '정체'에서부터 시작된다. 림프관을 따라 흐르는 각종 세균과 암세포가 한곳에 정체되면 그 지점에서 만병이 생기기 때문이다. 즉 림프액이 얼마나 잘 흐르느냐가 평생의 건강을 좌우하는 것이다.

주요 림프절 부위와 명칭

- **귀밑 림프절** : 얼굴, 두피, 뇌의 출구로 귀밑에 있다.
- **목 림프절** : 귀밑 림프절에서 온 림프와 목 주변 근육에서 오는 림프가 흐르는 곳으로 목 양옆에 있다.
- **쇄골 림프절** : 쇄골 위 움푹 들어간 곳에 있다. 온몸에 흐르는 림프가 심장으로 가기 전에 마지막으로 모이는 곳으로 가장 중요한 림프절이다.
- **겨드랑이 림프절** : 팔, 가슴, 등, 배꼽 위 림프가 모이는 곳으로 겨드랑이 아래에 있다.
- **복부 림프절** : 배 안쪽에 장기와 장기 주변의 림프가 모이는 곳으로 장기 주변에 많이 있다.
- **서혜부 림프절** : 허벅지 안쪽에 있다. 다리, 하복부, 주변 생식기 림프가 모이는 곳으로 하체의 주요 림프절이다.
- **슬와 림프절** : 무릎 뒤쪽에 있다. 발목에서 무릎까지의 림프가 모인다.

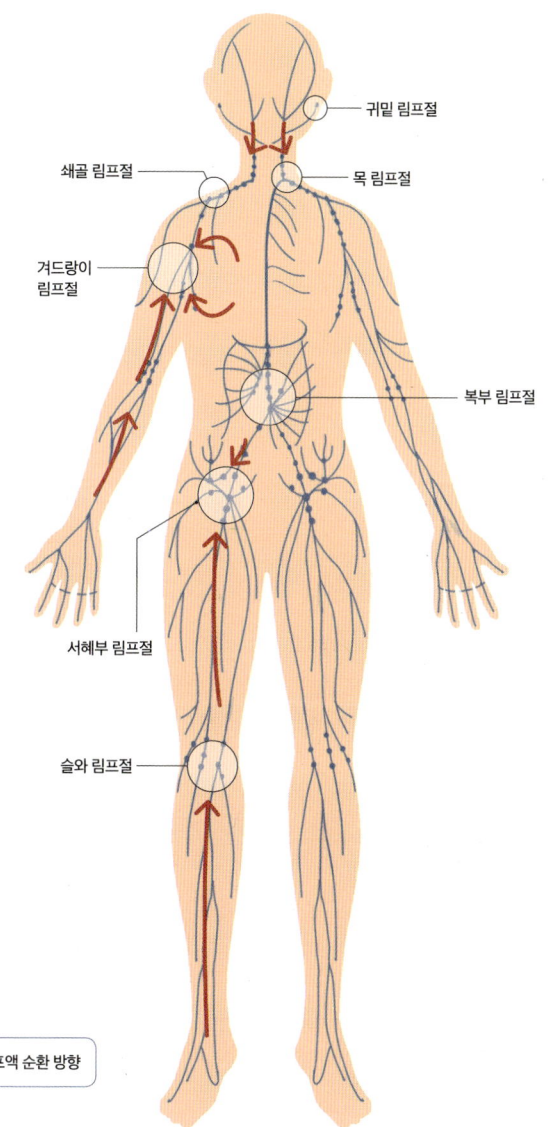

• 림프절　── 림프관　➡ 림프액 순환 방향

1장 • 만병을 예방하고 치료하는 림프 청소 마사지

백세 시대를 위한 기적의 新 건강법

그럼 도대체 더디고 예민한 림프액을 어떻게 잘 흐르게 할 것인가? 앞서 말한 것처럼 림프액은 혈액과 달리 더딘 속도로 흘러서 쉽게 정체된다. 특히 관절의 움직임이 적거나 근육이 적을수록 속도는 더욱 느려진다. 속도가 느려서 림프액이 면역 기능이 있는 림프절까지 아직 도달하지 못했는데, 몸속에서는 새로운 노폐물이 계속 생기고 외부에서는 각종 세균과 바이러스가 몸속으로 침입한다면 어떻게 되겠는가? 치우지 못한 노폐물과 새로운 노폐물이 추가로 쌓이니 몸속은 고인 물처럼 결국 썩고 병들게 된다. 그러니 노폐물이 쌓이지 않도록 그때그때 청소를 해줘야 한다. 이것이 바로 '림프 청소'다.

 림프 청소란 간단히 말해서 온몸의 노폐물을 싣고 다니는 림프액이 정체되지 않고 원활하게 흘러서 림프액 안에 있는 각종 세균과 바이러스, 노폐물을 면역 기능이 있는 림프절로 보내 몸속에서 없애는 것을 뜻한다. 즉 림프액이 정체 없이 잘 흘러서 림프절에서 노폐물이 잘 없어지도록 하는 것이 림프 청소다.

 림프 청소 방법은 아주 간단하다. '림프 청소 마사지'만 열심히 하면 된다. 림프 청소 마사지는 더디게 흐르는 림프액을 빠르게 흐르도록 림프관을 직접 마사지하여 림프액의 빠른 순환을 돕는 것이다.

림프관은 혈관보다 피부에 더 가깝게 있어서, 림프관이 있는 피부 겉면을 쓸어주고 늘여주는 것만으로도 림프액의 순환을 돕는다. 마사지 방법이 쉽고 간단하며 특별한 마사지 기구나 기술이 필요 없기 때문에 누구나 할 수 있고, 적용 부위에 따라 언제든지 할 수 있다는 게 큰 장점이다.

림프 청소 마사지를 꾸준히 하면 부종부터 변비, 두통이나 관절통과 같은 일상적인 통증을 완화시킬 수 있고, 더 나아가서는 암도 예방할 수 있다. 또한 면역력이 떨어져서 생기는 각종 질병도 예방, 치료해주기 때문에 요즘처럼 무병장수를 원하는 백세시대에 반드시 필요한 건강법이다.

하루 15분 기적의 림프 청소 마사지

림프 청소 마사지는 많이 하면 할수록 좋다. 림프액은 언제나 우리 몸속에서 더디게 흐르고, 몸속 노폐물은 매일 생기기 때문이다.

이 책에서 소개하는 '하루 15분 림프 청소 마사지 프로그램'은 준비 동작, 본 동작, 마무리 동작 3단계로 구성되었다. 준비 동작은 림프 청소 마사지를 하기 전에 시행하면 림프 순환에 더 큰 효과를 주는 스트레칭 동작으로 피부를 늘이고 당겨주어 피부 바로 아래에 있는 정체된 림프관과 림프절을 깨워준다.

　본 동작은 아침 5분 프로그램과 저녁 10분 프로그램으로 나뉘어 구성되었다. 아침에는 많은 시간을 투자하여 마사지하기 어렵고, 밤새 림프가 스스로 몸속 노폐물을 어느 정도 청소한 상태이기 때문에 치워야 할 노폐물이 많지 않은 상태라 짧게 구성됐다. 반면 저녁에는 하루 동안 몸속에서 만들어진 노폐물과 외부에서 들어온 각종 나쁜 물질들을 꼼꼼하게 청소해줘야 하기 때문에 마사지하는 부위도 많고, 동작도 다양하다.

　마무리 동작은 복식 호흡으로 복부 림프절을 자극하여 다리와 복부에 정체된 림프 흐름을 원활하게 하기 위함도 있지만, 심신을 안정시켜주어 림프 순환이 잘 되도록 돕는다.

　하루 15분 림프 청소 마사지는 언제나 하는 프로그램이다. 특별한 질병을 앓고 있거나, 전날 야식을 먹어서 유난히 부은 날, 유난히 컨디션이 안 좋은 날뿐만 아니라 평범한 날에도 항상 시행하면 좋은 프로그램이다. 당장은 눈에 띄는 효과가 없는 듯 보이지만, 매일 습관처럼 하는 림프 청소 마사지가 한 달 후, 1년 후, 10년 후 여러분의 건강을 보장할 것이다. 그럼 이제부터 림프 청소 마사지를 해보자!

림프 청소 마사지는 어떻게 하는가?

○

마사지 방법의 세 가지 포인트

림프 청소 마사지는 어렵고 복잡한 손동작이 필요하지 않다. 하지만 정확한 동작으로 적용해야 효과를 제대로 볼 수 있다. 정확한 동작을 위해서는 몇 가지만 기억하면 된다.

첫째, 마사지할 때 피부 늘임(스트레칭)을 최대로 일으킨다. 피부가 늘어나면 림프액이 이동하는 통로인 림프관의 운동성이 좋아진다. 림프 청소 마사지의 핵심은 피부 스트레칭이다.

마사지를 할 때 가장 많이 하는 실수가 피부를 늘일 때 그저 피부 겉면만을 쓰다듬거나 문질러서 마찰을 일으키는 것이다. 림프 청소 마사지의 정확한 동작은 피부가 늘어나는 것이 눈에 보일 정도로 늘이는 것이다. 또한 늘였다가 동작을 마칠 때는 마사지를 한 손이 늘인 피부를 따라오는 것이 아니라 마지막 위치에서 그대로 손을 떼서 늘어난 피부가 원래 자리로 돌아가도록 해야 한다.

둘째, 마사지는 약한 강도로 시행한다. 강하게 피부를 눌러 근육까지 힘이 가해진다면 잘못된 동작이다. 림프관은 혈관보다 피부에 더 가까이 위치하고 아주 예민하여 세게 주무르거나 두드리는 동작을 하면 잘 흐르는 것이 아니라 되레 수축하고 만다. 그러면 당연히 림프액의 흐름은 더 더뎌진다. 림프 청소 마사지는 마치 아이의 피부를 마사지하듯이 최소한의 압력으로 피부를 늘이고, 쓸어야 한다. 피부와의 마찰을 줄이기 위해 너무 미끌거리지 않는 선에서 마사지 크림이나 로션 등을 바르고 하는 것도 좋다.

셋째, 옷차림은 최대한 편한 복장으로 한다. 림프란 어느 한 부위를 마사지한다고 그 부위만 영향을 받는 게 아니다. 변비나 숙취를 없애기 위해 전혀 상관없을 것 같은 얼굴과 목 림프절을 마사지하기도 한다. 때문에 밖에서 수시로 하는 림프 청소 마사지가 아닌 이상 집에서 마사지를 할 때는 최대한 편한 복장으로 실시한다.

또한 따뜻한 물로 목욕을 하고 혈액 순환을 좋게 한 다음에 마사지를 실시하면 효과를 극대화시킬 수 있고, 마사지 전에 물을 한 잔 마시면 림프액의 농도가 옅어지면서 흐름이 더욱 좋아진다.

기본 손동작 1
고정 원 그리기

림프 청소 마사지를 할 때 가장 많이 쓰이는 동작으로, 손가락을 이용한 마사지 방법이다. 림프관을 최대한 늘인 후 90도 방향으로 옆으로 한 번 더 늘여줌으로써 림프관의 운동성을 극대화시키는 동작이다.

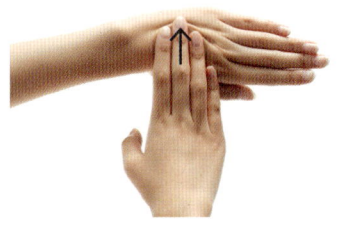

1
마사지 부위와 마사지하는 손을 직각으로 두고 마사지하는 손의 손끝 방향으로 최대한 피부를 늘인다.

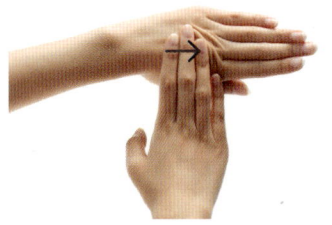

2
그 상태에서 90도로 한 번 더 늘이면서 서서히 힘을 뺀다.

TIP 부위별 적용 시 목이나 겨드랑이처럼 좁은 면적은 엄지를 제외한 검지부터 새끼손가락까지만 써서 마사지한다. 허벅지나 복부, 등처럼 면적이 넓은 부위는 손바닥 전체를 써서 마사지한다.

기본 손동작 2
펌핑하기

팔과 다리에 주로 적용하며 곡선 부위를 감싸 쥐고 림프관을 확장시켜 림프관의 운동성을 극대화시키는 동작이다.

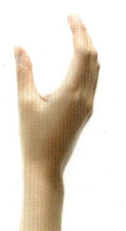

1
엄지와 나머지 네 손가락이 U자 모양이 되도록 손을 둥글게 구부린다.

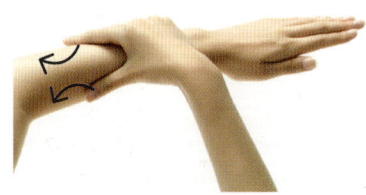

2
마사지 부위에 손가락의 두 마디가 닿을 정도로 감싸고 손끝 방향으로 밀면서 손바닥이 마사지 부위에 완전히 닿으면 림프가 흐르는 방향으로 피부를 늘인다.

TIP 손을 뗄 때는 접촉된 손을 들어 올려 피부를 제자리로 돌아가게 한다. 엄지와 검지로 집게 집듯이 피부를 움켜쥐면 잘못된 동작이다. 손바닥 전체로 밀면서 피부를 늘인다.

기본 손동작 3

말아 올리기

비교적 마사지 부위가 넓은 곳에 적용하며 최대한 수평하게 림프관을 늘이고 한 번 더 45도로 틀면서 림프관의 운동성을 극대화시키는 동작이다.

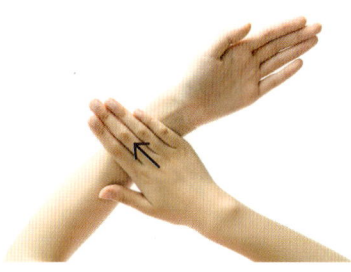

1 마사지 부위와 마사지하는 손을 직각으로 두고 마사지하는 손의 손끝 방향으로 최대한 피부를 늘인다.

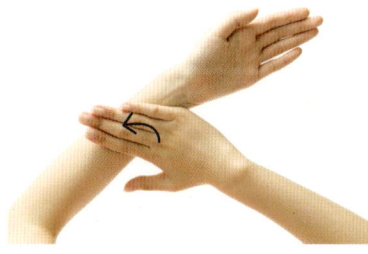

2 그 상태에서 45도 비틀면서 늘이고 서서히 힘을 뺀다.

TIP 피부를 한 번 더 늘일 때는 늘인 피부를 그 자리에서 손바닥으로 비튼다는 느낌으로 마사지한다.

하루 15분
림프 청소 마사지
프로그램

> 2분

준비 동작

스트레칭은 전신의 혈액 순환 및 림프 순환을 도우며 온몸을 활성화시키는 데 효과적이다. 림프 청소 마사지를 하기 전에 주요 림프절이 있는 부위를 최대한 늘임으로써 림프관의 운동성을 최대로 증가시킬 수 있으며, 림프 청소 마사지 효과가 배가된다.

1 기지개 켜기

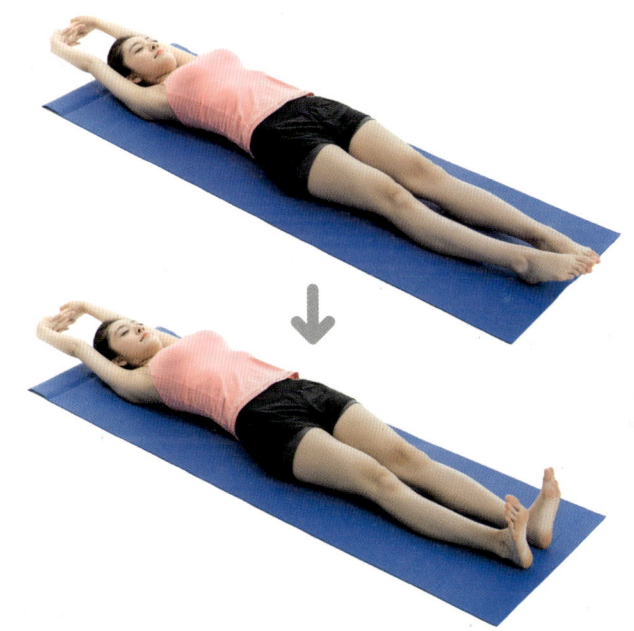

바로 누워서 양손을 깍지 끼고 머리 위로 올린다. 양발을 최대한 쭉 펴고 5초간 유지, 양발을 몸쪽으로 최대한 끌어당기고 5초간 유지한다. 5세트 실시한다.

2 목 전면 림프 스트레칭

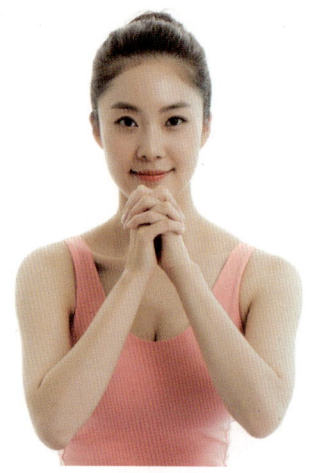 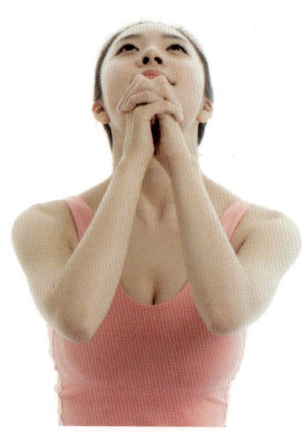

두 손을 모아 깍지를 낀 다음 엄지를 아래턱에 갖다 댄다.
숨을 내쉬면서 엄지를 그대로 들어 올려 5초간 유지한다.
5회 실시한다.

TIP 일반적으로 운동 전 시행하는 스트레칭은 근육 이완이 주목적이기 때문에 이완 동작을 10초 내외로 하지만, 림프 스트레칭은 근육 이완뿐 아니라 피부 아래에 있는 림프관과 림프절을 잘 움직이게 하는 게 주목적이므로 5초 내외로 이완과 수축 동작을 반복해야 한다.

3 목 측면 림프 스트레칭

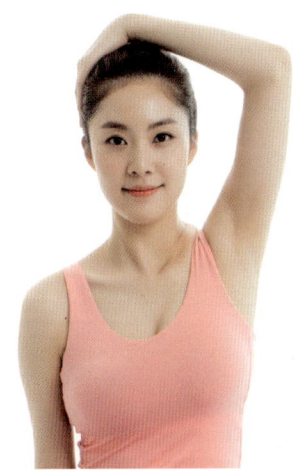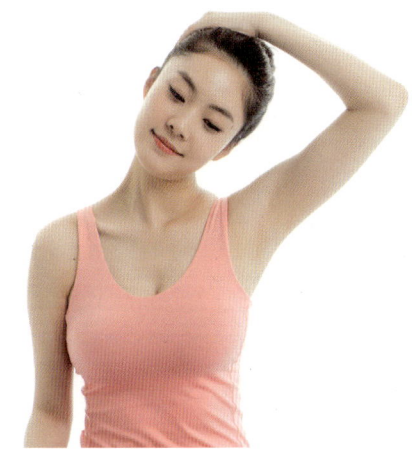

왼손을 머리 위로 올려서 머리 윗부분을 잡는다. 숨을 내쉬면서 머리를 아래쪽으로 천천히 당겨 5초간 유지한다. 반대쪽도 동일하게 실시하고, 각 5회씩 실시한다.

4 겨드랑이 림프 스트레칭

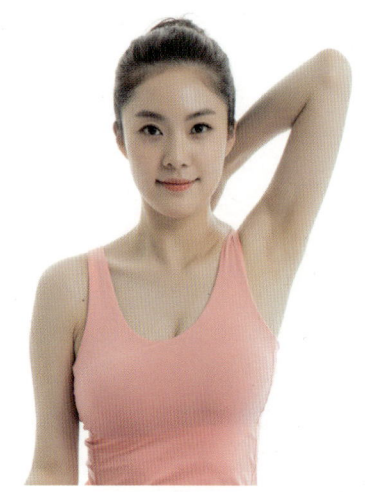 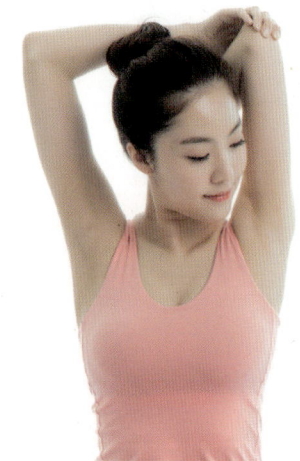

왼팔을 위로 들어 올리고 팔을 뒤로 구부린다. 오른손으로 왼팔의 팔꿈치를 잡은 다음 숨을 내쉬면서 아래쪽으로 당긴다. 5초간 유지한 후 반대쪽도 동일하게 실시한다. 각 5회씩 실시한다.

5 서혜부 림프 스트레칭

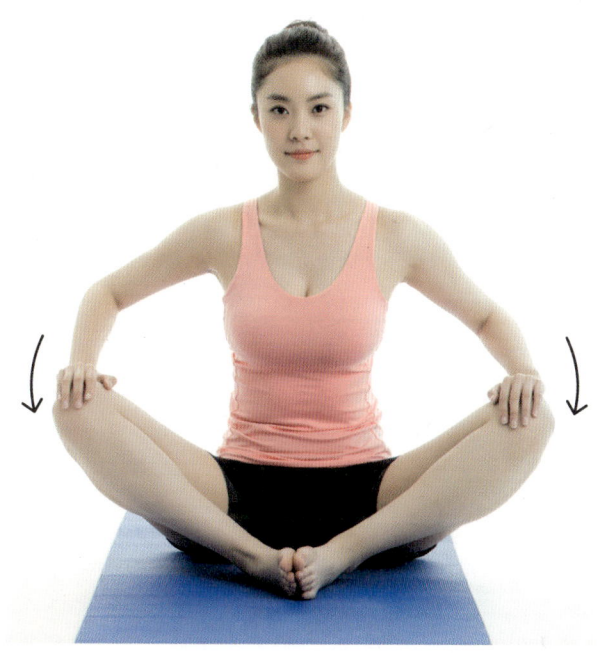

허리를 세우고 앉아 양 발바닥을 몸쪽에 가깝게 붙인다.
양손은 무릎 위에 올리고 숨을 내쉬면서 다리를 바닥에
가깝게 누르고 5초간 유지한다. 5회 실시한다.

> 2분

본 동작

아침에 림프는?

자는 동안 우리 몸은 쉬어도 림프는 몸속을 돌면서 끊임없이 일을 한다. 하지만 활동량이 낮보다는 적어서 평소보다 더욱 더디게 일을 한다. 아침에 일어나면 림프는 거의 정체된 것처럼 우리 몸을 흐르고 있는 셈이다. 그래서 아침에는 밤새 활동량이 줄어든 림프 시스템을 활성화시키는 게 중요하다.

아침 림프 청소 마사지

아침은 림프 활동량이 적지만 몸속 노폐물은 가장 많이 처리된 상태라고 보면 된다. 하루 동안 쌓인 노폐물을 밤새 림프가 열심히 청소했기 때문이다. 그래서 여러 림프절을 청소할 필요까지는 없고, 주요 림프절 중 심장으로 들어가기 전 종착지인 목 림프절만 열심히 청소해도 잠들었던 림프를 깨우는 데 효과적이다.

림프를 깨우는 '아침 프로그램'

목 림프 청소에 집중하라!

아침에 다른 림프절을 청소하지 않고 목 림프절만 청소하는 이유는 전신의 림프액이 심장으로 들어가기 전 가장 마지막에 거치는 종착지(터미너스)가 목 아래 쇄골 위 움푹 파인 곳에 있기 때문이다. 그래서 다른 어떤 부위보다 가장 적극적으로 마사지를 해야 하는 부위이며, 가장 먼저 활성화를 시켜야 하는 부위이기도 하다. 최종적으로 흡수되는 목 주변을 활성화시키면 다른 부위의 림프액이 목까지 빠르게 도착하는 효과가 있다.

이렇게 마사지해요!

얼굴과 온몸에 정체된 림프액을 원활하게 하고, 낮 동안 림프액이 잘 흐를 수 있도록 돕는다. 마사지를 처음 할 때는 익숙하지 않으므로 횟수를 많이 하는 것보다 정확한 동작으로 적용하는 것이 중요하다. 처음 시행할 때는 각 동작을 1세트씩만 하고, 동작이 익숙해지면 세트를 점점 늘리는 게 좋다. 림프액은 위에서 아래로 흐르므로 마사지 방향이 머리 쪽으로 올라오면 효과를 볼 수 없다. 마사지 방향을 신경 쓰면서 한다.

목 림프 청소

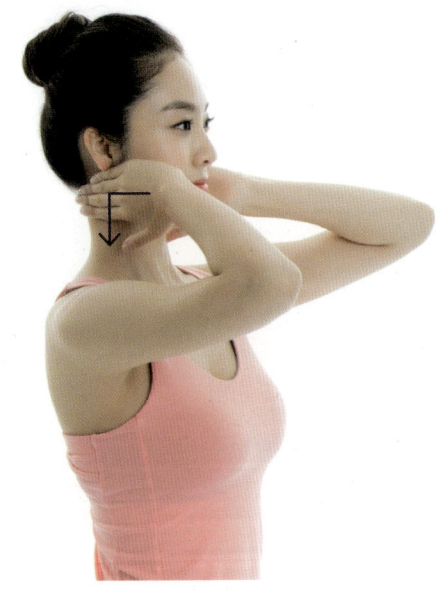

1 엄지를 제외한 네 손가락의 중간 마디를 귀 바로 밑에 댄다. 손끝 방향으로 최대한 늘이고 다시 아래로 늘이는 고정 원 그리기를 한다. 5회 3세트 실시한다.

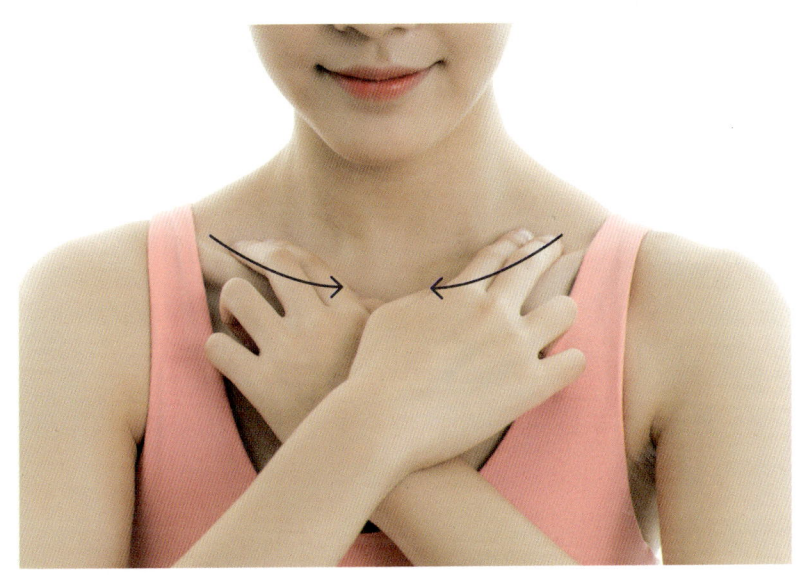

2 검지와 중지를 사용해 양쪽 쇄골 위에서 아래쪽으로 피부를 끌어당기듯이 늘인다. 5회 3세트 실시한다.

7분

본 동작

저녁에 림프는?

저녁 시간이 되면 다리가 부어서 아침에 신었던 신발이 잘 맞지 않고, 목, 어깨, 다리가 무겁고 뻐근한 느낌을 받은 적이 있을 것이다. 이런 경험만 비추어 봐도 저녁이면 우리 몸에 얼마나 많은 쓰레기가 쌓이는지 짐작이 될 것이다.

우리 몸에는 하루 종일 생활하며 세포가 먹다 남은 영양분과 세포의 대사산물 등 체내의 여러 가지 물질과 피부로부터 흡수된 여러 가지 다양한 물질들이 노폐물의 형태로 존재한다. 이러한 노폐물들이 제때 청소되지 않아서 저녁이 되면 다리가 심하게 붓거나 각종 통증이 나타난다. 따라서 저녁에는 낮 동안 쌓이고 막혀서 정체되었던 림프의 활동량을 높여서 적극적으로 몸속을 청소하는 것이 중요하다.

저녁 림프 청소 마사지

저녁에는 정체된 림프절을 빠르게 활성화시켜서 림프액이 잘 순환할 수 있도록 해야 한다. 저녁에 림프 청소 마사지를 제대로 해주지 않으면 당장은 증상이 나타나지 않지만, 계속 쌓이면 주변의 여러 가지 물질과 뭉쳐서 섬유화되어 셀룰라이트가 생길 수 있고, 셀룰라이트가 순환계를 더욱 압박하면서 우리 몸의 순환 기능 자체를 떨어뜨리고 면역력을 저하시킨다. 저녁에는

림프를 청소하는 '저녁 프로그램'

목 림프절뿐만 아니라 팔, 다리 등 주요 림프절을 꼼꼼하게 마사지하여 하루 종일 쌓인 몸속 쓰레기가 빠르게 청소될 수 있도록 한다.

주요 림프절을 꼼꼼하게 청소하라!

아침과 마찬가지로 목은 주요 림프절 중에서도 중요한 림프절에 속한다. 그래서 아침, 저녁 구분 없이 언제나 항상 마사지해주는 것이 좋다. 팔과 다리는 낮 동안에 많이 쓰는 신체 부위로 그만큼 외부로부터 노폐물 유입이 많은 림프절이다. 림프 청소를 제대로 꼼꼼하게 해주지 않으면 낮 동안 쌓인 온갖 노폐물, 이물질 등으로 아침이 개운하지 않고 뻐근하게 느껴질 수 있다.

이렇게 마사지해요!

모든 림프절은 유기적으로 연결되어 있기 때문에, 어느 한 부위가 불편하다고 그 부위만 마사지를 해서는 제대로 효과를 볼 수 없다. 유난히 안 좋은 곳이 있는 경우에 그 부위의 림프절 마사지 횟수를 평소보다 늘리는 것은 문제가 되지 않으나, 그 부위만 청소하는 것은 의미가 없다.

목 림프 청소

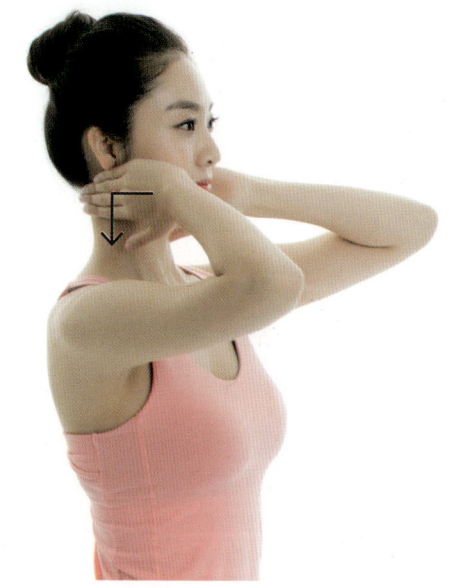

1 엄지를 제외한 네 손가락의 중간 마디를 귀 바로 밑에 댄다. 손끝 방향으로 최대한 늘이고 다시 아래로 늘이는 고정 원 그리기를 한다. 5회 3세트 실시한다.

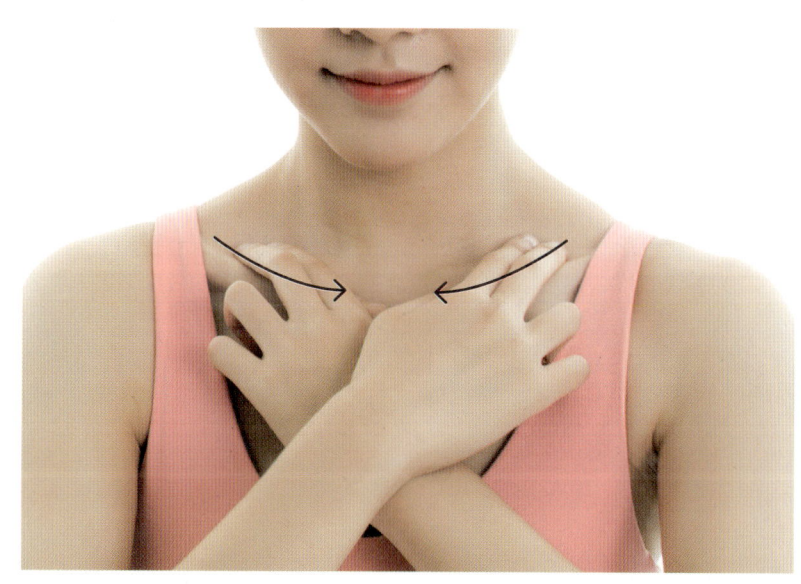

2 검지와 중지를 사용해 양쪽 쇄골 위에서 아래쪽으로 피부를 끌어당기듯이 늘인다. 5회 3세트 실시한다.

팔 림프 청소

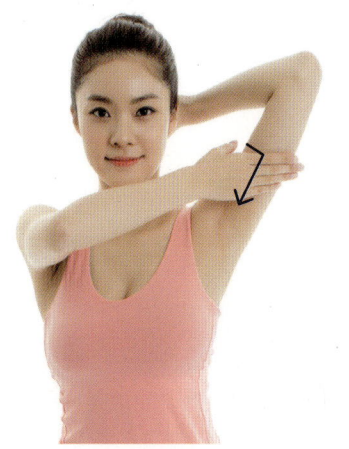

1

겨드랑이를 팔 쪽, 몸통 쪽, 겨드랑이 가운데 세 부분으로 나눈다. 먼저 팔 쪽에 손바닥과 팔이 직각이 되게 위치시킨다. 손끝 방향으로 최대한 늘이고 겨드랑이 쪽으로 한 번 더 늘이는 고정 원 그리기를 한다. 5회 실시한다.

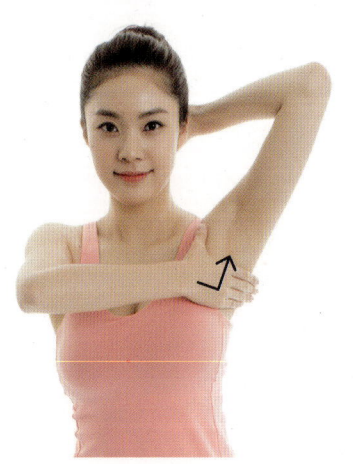

2

몸통 쪽에 손바닥과 몸통이 직각이 되게 위치시킨다. 뒤쪽으로 늘이고 겨드랑이 쪽으로 한 번 더 늘이는 고정 원 그리기를 한다. 5회 실시한다.

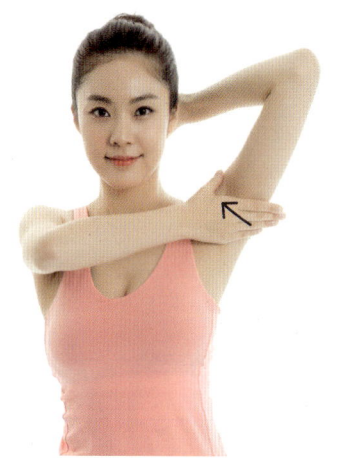

3

겨드랑이 중앙 부위에 손바닥 전체를 위치시키고 앞쪽으로 당겨 피부를 늘인다. 5회 실시한다.

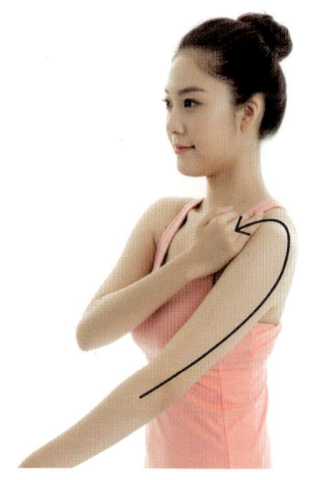

4

팔꿈치 바깥쪽부터 어깨까지 손바닥으로 피부를 늘이며 쓸어 올린다. 마지막 어깨에서 쇄골뼈 위 움푹 파인 곳까지 피부를 늘이면서 쓸어 넣는다.

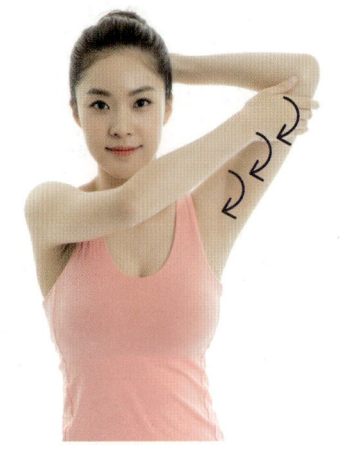

5 엄지를 제외한 네 손가락을 이용해 팔꿈치 내측부터 겨드랑이로 이동하면서 손끝 방향으로 최대한 늘이고 겨드랑이 방향으로 45도 비틀면서 늘이는 말아 올리기를 겨드랑이 쪽으로 이동하면서 한다. 5회 실시한다.

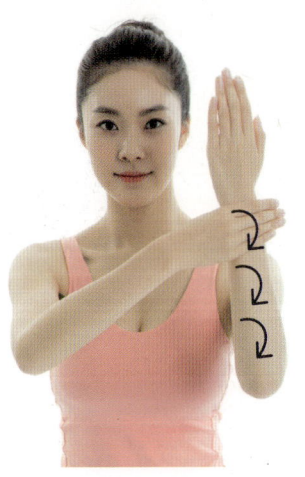 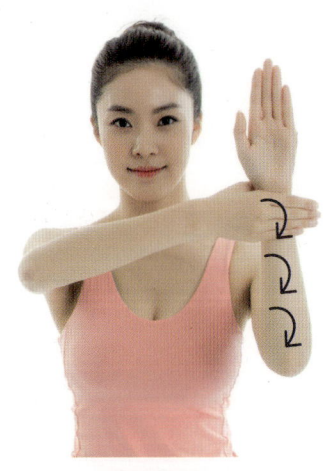

6 엄지를 제외한 네 손가락을 이용해 손등 쪽 손목부터 팔꿈치로 이동하면서 손끝 방향으로 최대한 늘이고 팔꿈치 방향으로 45도 비틀면서 늘이는 말아 올리기를 팔꿈치 쪽으로 이동하면서 한다. 손바닥 쪽도 동일하게 실시한다. 각 5회씩 실시한다.

TIP 1~6번 동작이 한 세트로, 반대쪽도 동일하게 실시한다.

다리 림프 청소

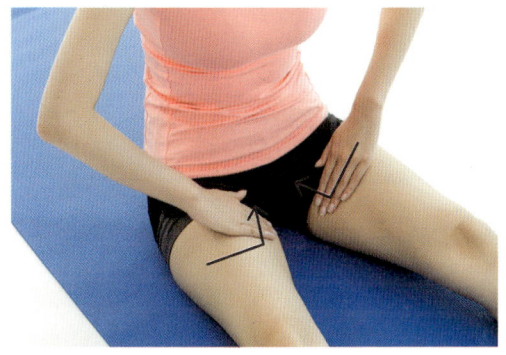

1 허벅지 안쪽 윗부분에 한 손씩 대고 손끝 방향으로 최대한 늘이고 서혜부 방향으로 한 번 더 늘이는 고정 원 그리기를 한다. 5회 실시한다.

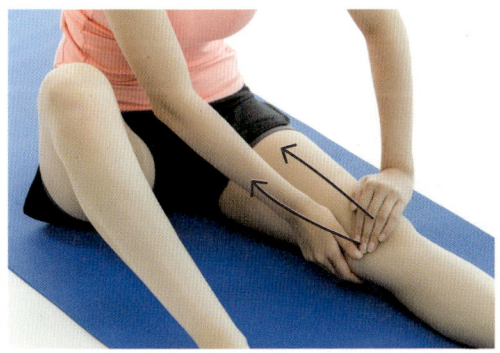

2 무릎 부위 허벅지 안쪽과 위쪽에 양손을 올린 뒤 서혜부 방향으로 피부 스트레칭을 유도하며 밀어 올린다. 5회 실시한다.

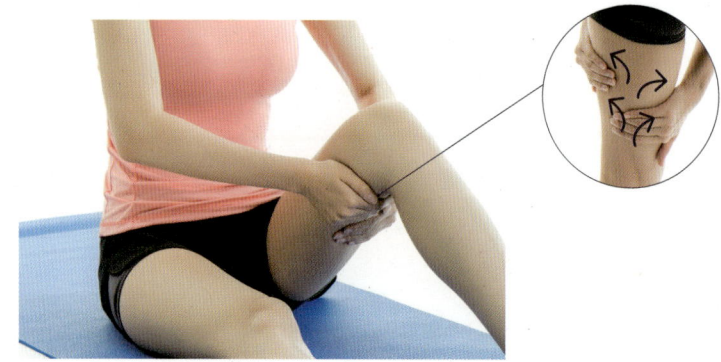

3 허벅지 뒤쪽에 양손의 손바닥 전체를 갖다 댄다. 무릎 뒤쪽에서 시작하여 엉덩이 아래 부위까지 손끝 방향으로 늘이고 엉덩이 방향으로 45도 비틀면서 늘이는 말아 올리기를 엉덩이 쪽으로 이동하면서 한다. 5회 실시한다.

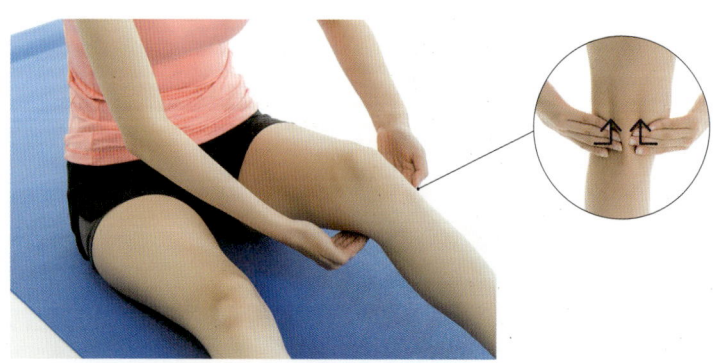

4 양손의 손가락 2개 마디 정도를 무릎 뒤쪽에 갖다 댄다. 손끝 방향으로 늘이고 엉덩이 방향으로 한 번 더 늘이는 고정 원 그리기를 한다. 5회 실시한다.

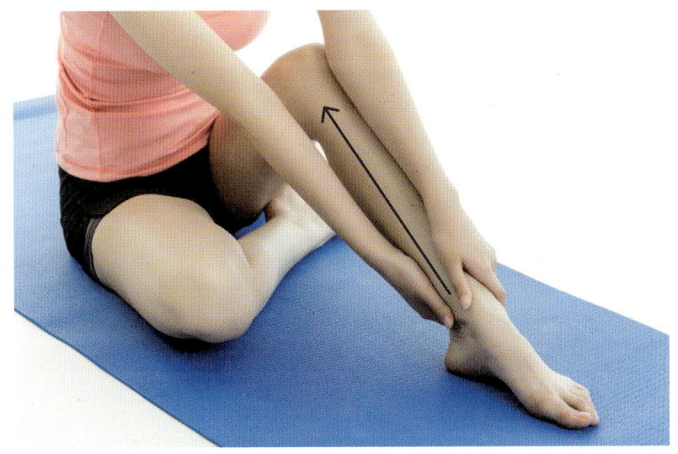

5 한 손은 발목 앞쪽을 한 손은 발목 뒤쪽을 감싸 쥔다. 양손으로 발목부터 무릎까지 늘이면서 쓸어 올린다. 5회 실시한다. 이때 피부가 너무 건조하다면 로션을 바르고 실시한다.

TIP 2~5번 동작이 한 세트로, 반대쪽도 동일하게 실시한다.

PLUS

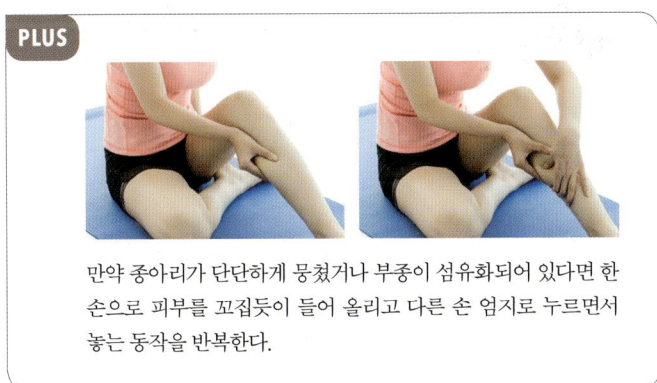

만약 종아리가 단단하게 뭉쳤거나 부종이 섬유화되어 있다면 한 손으로 피부를 꼬집듯이 들어 올리고 다른 손 엄지로 누르면서 놓는 동작을 반복한다.

1분

마무리 동작

복식 호흡

복압의 변화는 복강과 골반강 속에 깊이 있는 림프관과 림프절을 자극하여 림프관의 운동성을 극대화해서 장기와 다리 림프의 흐름을 좋게 한다.

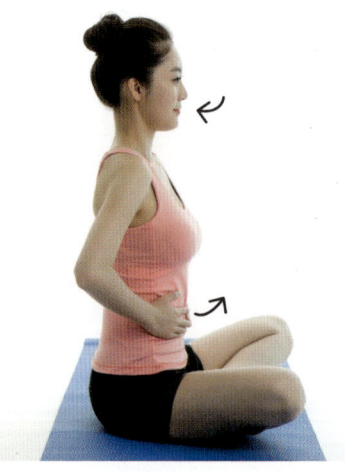
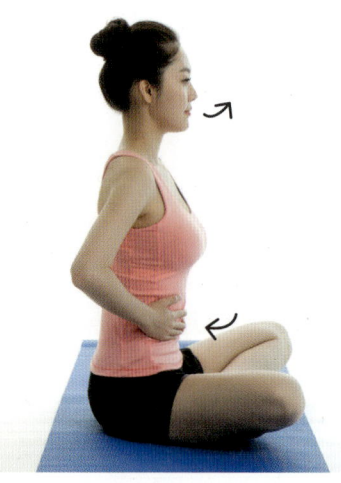

배를 내밀면서 코로 천천히 숨을 들이마신다. 3~5초간 잠시 정지한다.

배를 집어넣으면서 입으로 천천히 숨을 내쉬면서 손으로 배를 지그시 누른다.

TIP 빠르게 많이 하기보다는 복압의 변화를 크게 하는 게 중요하다. 즉, 복부의 움직임이 많을 수 있도록 집중하며 천천히 숨을 내뱉는다.

PLUS PAGE

나른한 오후, 틈틈이 하면 좋은 림프 청소법

오후가 되면 몸이 피로해지면서 림프 시스템도 피로도가 높아져 부종이 생긴다. 이때 림프를 자극하면 몸이 가벼워진다. 림프계의 모터 역할을 하는 복부와 다리가 붓는 것을 막을 수 있는 서혜부를 마사지하면 좋다.

❶ 복부 림프 청소

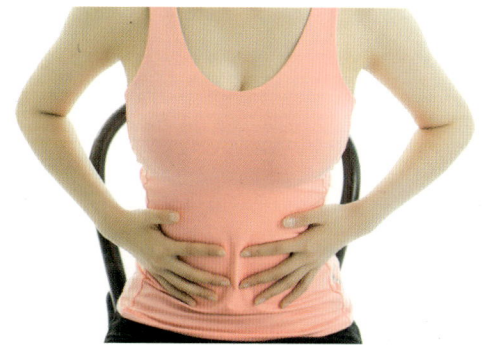

1
의자에 바르게 앉아서 복식 호흡을 10회 한다. 처음 3회는 호흡만 깊게 하고, 4회째부터는 숨을 내쉴 때 배를 지그시 누르면서 자극한다.

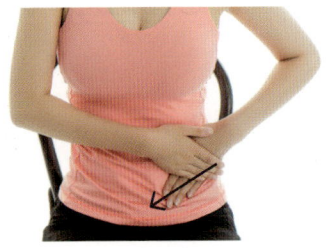

2

왼쪽 허리에 왼손을 얹고 그 위에 오른손을 포갠다. 약간의 압력이 느껴질 정도로 누르면서 왼손 손끝 방향으로 쓸어내린다. 5회 실시한다.

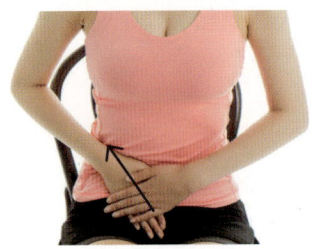

3

치골에 오른손을 대고 그 위에 왼손을 포갠다. 약간의 압력이 느껴질 정도로 누르면서 오른쪽 허리 쪽으로 당긴다. 5회 실시한다.

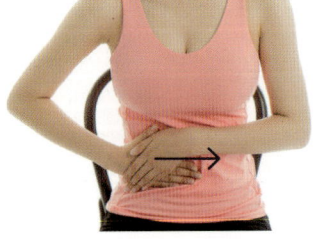

4

배꼽 라인에서 오른쪽 허리에서 왼쪽 허리 쪽으로 양손을 포개어 쓰다듬는다. 5회 실시한다.

> **TIP** 복부 림프 청소 마사지는 대장의 진행 방향에 따라 시계 방향으로만 실시한다.

❷ 서혜부 림프 청소

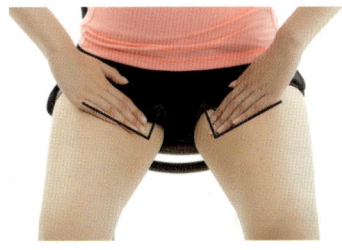

1

허벅지 안쪽 윗부분에 한 손씩 대고 손끝 방향으로 최대한 늘이고 서혜부 방향으로 한 번 더 늘이는 고정 원 그리기를 한다. 5회 실시한다.

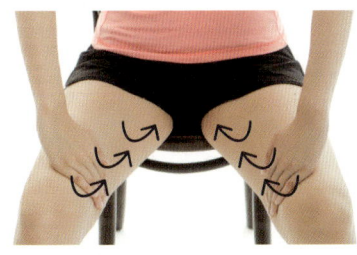

2

허벅지 내측면에 한 손씩 대고 손끝 방향으로 최대한 늘이고 서혜부 방향으로 45도 비틀면서 늘이는 말아 올리기를 한다. 5회 실시한다.

> **TIP** 림프 청소 마사지 후 발목을 몸쪽으로 당겼다 뻗는 동작을 10회 이상 실시하면, 림프 순환에 더 도움이 되어 다리에 정체된 노폐물이 잘 흡수된다.

2장

'고인 물은 썩고, 흐르는 물은 맑다.' 우리 몸은 물로 이루어져 있다. 무려 70%나 물이 차지하고 있으니 건강에 순환은 필수 요건이다! 순환의 중심에 바로 림프가 있다. 온몸을 흐르면서 청소해주는 림프만 막힘 없이 잘 흐른다면 큰 질병 없이 건강한 100세를 맞이할 수 있다.

왜 림프 청소를 하면 건강해지는가?

보이지 않는
몸속 쓰레기가 위험하다

○

우리 몸에 쓰레기가 산다

"산더미 같은 쓰레기에 파묻힌 '세계의 미항(美港)' 이탈리아 나폴리."

몇 년 전, 나는 신문 사회면을 장식한 기사를 보다가 적잖이 놀랐다. 나폴리라고 하면 세계적으로 유명한 관광지로 낭만적이고 청정한 이미지를 자랑하는 미항의 대명사였는데, 어쩌다 이렇게 됐는지 안타까웠다. 그런데 더 큰 문제는 따로 있었다. 오랫동안 치워지지 않은 쓰레기더미에서 유독성 물질과 가스가 노출되면서 나폴리와 그 인근 지역에서 생후 1년도 되지 않은 영아들이 원인 모를 질병으로 목숨을 잃는 일이 많아졌고, 몇 년 사이에 기형아 출산율과 암 발병률이 급격하게 높은 수치를 보인 것이다.

이 안타까운 기사를 보면서 나는 자연스럽게 내 몸을 떠올렸다. 최근 들어서 잠을 잘 자도 피로감이 심하고 여기저기 안 아픈 구석이 없었다. 특별히 피곤한 일이 없는데도 아파 보인다는 말을 자주 듣고, 안색도 좋지 못했다. 원인 모를 증상의 원인을 파악해보니 최근 몇 주 동안 너무 바빠서 나폴리에 쓰레기가 쌓인 것처럼, 내 몸에도 수많은 쓰레기가 쌓이고 있었는데 그걸 치우지 않았던 탓이었다.

현대인의 몸에도 제대로 처리되지 못한 채 쌓여가는 쓰레기 문제가 심각하다. 20세기까지가 결핍의 시대였다면 21세기는 과잉의 시대다. 모든 것이 다 과잉이다. 먹는 것, 입는 것, 하는 것, 보는 것 등 우리 삶에 함께하는 모든 것들이 차고 넘친다. '적게 먹어서 병나는 사람은 적고, 풍족하게 먹어서 병나는 사람은 많다'는 말이 나올 정도로 지구상에 인류가 등장한 이래 지금처럼 우리 몸에 영양분이 차고 넘친 적은 없었다. 나도 예외는 아니었다.

풍족해진 삶은 도리어 우리의 삶에 큰 문제를 안겨주고 있다. 모든 것이 과잉되면서 환경적으로 생기는 수많은 독소들, 영양 과다로 인한 비만, 진화한 질병 등이 바로 그것이다. 그뿐 아니라 몸을 쓰면서 먹고 살았던 과거와 달리 요즘에는 책상에 앉아 움직임이 거의 없는 하루를 보낸다. 그러면서 스트레스는 또 얼마나 많이 받는지, 안 아플 수가 없는 시대다. 바쁘다는 핑계로 밥 대신 먹은 햄버거, 습관처럼 마신 차가운 커피, 한 주 내내 가벼운 운동 한 번 없이 보낸 생활습관까지. 몸에게는 이 모든 것들이 쓰레기인 셈이다.

기름지고 서구화된 식이습관, 각종 스트레스와 외부에서 접하는 독소 모두가 일상으로 자리 잡았지만, 지금 당장 통증을 유발하는 문제들이 아니다 보니 그저 방관만 하고 있다. 그걸 인식하지 못해 나폴리처럼 우리 몸에도 환경적 독소, 스트레스, 나쁜 식이와 생활습관 등으로 만들어진 쓰레기가 차곡차곡 쌓이고 있다.

치우지 않은 쓰레기의 결과

나폴리에 손 쓸 수 없을 정도로 쓰레기가 쌓이기 전에 조금씩이라도 치웠다면 지금처럼 최악의 사태는 면할 수 있었을 것이다. 우리 몸도 마찬가지다. 과거에 비해 암 발병률이 높아지고 고혈압, 당뇨병 등 대사성 질환들이 만연해진 것도 몸속 쓰레기가 많아진 탓이다. 치우고 다시 쌓이는 행위가 반복되지 않고, 계속 쌓이기만 하기 때문이다.

몸속에 있으면 안 되는 것들이 그대로 남아 있으면 세포들은 나쁜 환경에 놓이게 된다. 나쁜 환경에서는 세포들도 건강하고 활기차게 분화될 수 없다. 의학기술은 점점 더 좋아졌지만 그만큼 우리가 일상에서 먹고 마시는 쓰레기도 더욱 많아져 과거에는 없던 희귀 암과 질환은 계속 생겨나고, 그로 인해 목숨을 잃는 사람도 점점 더 늘어나고 있다.

이제 더 이상 방치해서는 안 된다. 한때는 세계의 미항이었던 나폴리가 이렇게 병들 줄 누가 알았겠는가. 지금 건강하다고 자만하며 손 놓고 있다가는 우리 몸속의 쓰레기들도 쌓이고 썩어서 돌이킬 수 없게 될 것이다.

잘 흘러야
건강해진다

○

몸속 청소를 시작하라

그렇다면 내 몸속에 쌓인 쓰레기를 어떻게 치울 것인가? 답은 아주 간단하다. 몸속에 흘러 다니는 수많은 노폐물들이 쌓이지 않도록 그때그때 '청소'해주면 된다. 그럼 도대체 몸속 청소는 어떻게 하는 것일까? 그 해답을 찾으려면 먼저 우리 몸에 대해서 알아야 한다.

우리 몸은 지구와 닮았다. 지구를 순조롭게 돌아가게 하는 데 큰 역할을 하는 것은 바로 '물'이다. 지구상에 살아가는 모든 생명체는 물로 시작된다고 해도 과언이 아니다. 비가 내려서 대기에 있는 나쁜 오염물질들을 씻어 내리며 작물을 키우고, 바다를 살려서 우리에게 먹을 것을 준다. 그리고 바다는 다시 비가 되어 지상으로 내릴 준비를 한다. 이처럼 지구의 3분의 2를 차지하고 있는 물이 계속 하늘과 땅을 순환하며 지구를 살리는 것이다.

몸도 마찬가지다. 우리 몸에서 가장 큰 비중을 차지하는 게 무엇일까? 바로 '물'이다. 자그마치 70%가 물로 이루어져 있다. 수분이 부족하면 피로도가 높아지고, 피가 깨끗하지 못하고, 순환이 잘 되지 않아 건강이 안 좋아진다는 이야기는 많이 들어봤을 것이다. 지구에 비가 내리면서 깨끗하고 건강한 지구를 만드는 것처럼 우리 몸도 물이 부족함 없이 존재해서 잘 흐르고 순환해야 건강하다.

공급 책임자 '혈액', 청소 책임자 '림프액'

우리 몸을 구성하는 물 중에서 절대 없어서는 안 되는 두 가지를 꼽으라면 '혈액'과 '림프액'이다. 혈액은 많이 알려진 대로 우리 몸속에서 여러 가지 역할을 한다. 가장 큰 역할은 몸속에 있는 수많은 세포에 각각 산소와 영양분을 공급하는 일이다. 혈액은 심장에서 출발해 혈관을 타고 온몸에 흐르며 각 세포들에게 필요한 양분과 산소를 전달하고, 각 조직과 장기들이 별 탈 없이 자기 일을 할 수 있도록 돕는다.

림프액은 우리가 흔히 임파선(淋巴線)이라고 말하는 곳에 흐르는 물이다. 혈액처럼 우리 몸 전체를 순환한다. 다른 점이 있다면 혈액은 우리 몸에 필요한 영양분을 옮기는 공급자 역할을 해서 몸속 세포들이 굶어 죽지 않게 하고, 림프액은 몸속에 있어서는 안 되는 각종 세균, 바이러스 그리고 암세포와 같은 나쁜 물질을 몸속에서 치우는 청소부 역할을 해서 우리 몸을 살린다.

심장은 120mmHg의 강력한 압력으로 1분에 70~80회 정도 수축해 혈액을 뿜어낸다. 심장이 내뿜은 혈액은 굵은 혈관에서 가는 혈관으로 갈라져 흐르고, 이어서 실핏줄이라고 하는 모세혈관으로 흐른다. 그런 다음 모세혈관 벽을 뚫고 나와서 주변 피부와 모든 장기, 조직에 있는 세포에 산소와 영양분을 전한다. 이때 세포는 자신이 제 역할을 할 수 있는 정도의 영양분만 흡수하고 나머지는 세포 주변에 차곡차곡 쌓아둔다. 이렇게 쌓

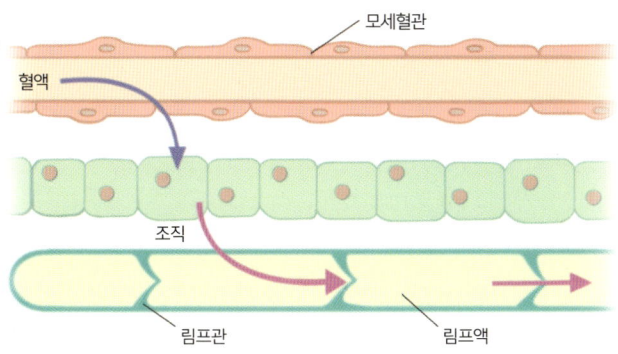

혈액과 림프액의 흐름

인 영양분과 세포가 대사과정에서 만들어낸 대사산물(노폐물) 중에서 수분은 모세혈관으로 재흡수되지만, 대부분은 다른 관으로 흡수된다. 이것이 림프액이 흐르는 '림프관'이다.

  림프관으로 흡수된 대사산물은 세포나 조직들 주변에서 더이상 사용되지 않는다. 왜냐하면 이미 다른 세포에 한 번 흡수됐다가 배출됐기 때문에 우리 몸에 더 이상 필요치 않은 노폐물인 것이다. 림프액은 이 노폐물과 함께 온몸을 순환한다. 이렇게 순환하면서 림프액은 면역 기능이 있는 '림프절'로 노폐물들을 가져가고, 그 림프절 안에서 세균을 퇴치하고 노폐물을 없애서 깨끗해진 조직액을 다시 혈액으로 되돌려 보낸다. 지금껏

몰랐던 우리 몸에서 가장 경이로운 청소 시스템인 것이다.

　혈관이 몸 곳곳의 세포에 영양분과 산소를 공급하는 상수도라면 림프관은 세포가 쓰고 버린 노폐물을 처리하는 하수도로 설명할 수 있다. 그리고 림프관을 포함한 림프절, 림프액 등의 림프 시스템은 정수처리설비라고 할 수 있다. 이처럼 상수도와 하수도가 문제없이 잘 운영되어야 몸속에 쓰레기가 쌓이지 않는다.

왜 림프여야 하는가?

순환의 중심에 림프가 있다

'고인 물은 썩고, 흐르는 물은 맑다.' 이것은 불변의 진리다. 우리 몸도 잘 흐르게만 한다면 큰 질병 없이 100세 시대를 맞이할 수 있다. 몸은 액체로 이뤄져 있기 때문에, 앞서 말했던 것처럼 몸을 건강하게 하려면 가장 먼저 '순환'을 잘 시켜야 한다. 우리 몸을 밭이라고 생각하면 이해가 쉽다. 한해 농사를 지을 때 물길을 잘 내서 물이 밭 전체에 잘 돌고 순환이 되면 그해 농사는 풍년이 든다. 하지만 잘 나 있던 물길 중간에 작은 돌이라도 하나 굴러 들어와 끼거나 흙이 쌓이면 물길이 막힌다. 그러면 자연스레 물길이 닿지 않는 곳이 생기고, 그곳의 작물은 바싹 말라 죽거나 썩어서 먹지 못하게 된다. 물길이 잘 도는 밭처럼 순환은 생명 활동의 기본이라고 해도 지나치지 않다.

우리 몸의 순환계는 크게 두 가지다. 혈액이 도는 혈액 순환계와 림프액이 도는 림프 순환계, 곧 림프계다. 혈액 순환이 잘돼야 몸에 큰 무리가 없고 건강하다는 말은 이제 너무 많이 들어 익숙할 것이다. 혈액 순환만큼 중요한 것이 바로 '림프 순환'이다. 림프 순환은 조직액 중 일부가 혈관으로 유입되지 못하고 림프관으로 들어가는 흐름이다. 림프액은 피부 바로 아래 진피층 위에 그물처럼 얽혀 있는 모세림프관에 처음 흡수되어 좀 더 굵은 림프관을 통해 림프절로 모이고, 여기에서 깨끗하게 청소(걸러짐)된다. 림프절에서 깨끗해진 림프액은 가장 굵은 림프관인 림프본관을 타고 정맥으로 유입된다. 그리고 정맥으로 유입된 깨끗한 림프액은 마지막에 심장으로 들어간다.

림프액 순환이 중요한 이유는 정화기능 때문이다. 보통 혈액 순환이 원활해야 노폐물 배출이 잘 된다고 하지만, 실제로 혈액 순환으로 배출하는 노폐물은 대부분 수분이다. 정말 없어져야 할 세균, 바이러스, 암세포와 같은 노폐물들은 주로 림프액을 통해 배출된다. 그래서 림프계가 노폐물을 없애지 못하면 순환은 막히고, 세균과 바이러스가 다른 질병으로 진화하거나 암세포가 암으로 발병된다.

결국 순환의 시작은 혈액 순환이 아니라 청소부 역할을 하는 림프 순환인 것이다. 림프라는 청소기를 수시로 작동해 몸속 노폐물을 남김없이 배출해야 혈액 순환도 원활해진다.

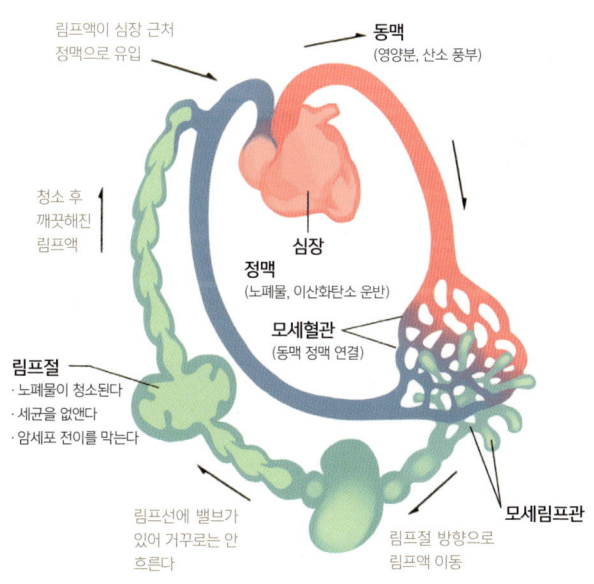

림프액 순환 과정

림프가 청소하는 노폐물

림프가 청소기 역할을 제대로 못하면 노폐물들이 몸에 쌓여서 여러 가지 증상이 나타나게 된다. 그러면 과연 림프가 청소하는 몸속 노폐물들은 무엇이 있을까?

· 단백질

단백질 하면 '좋은 성분, 몸에 이로운 성분 아닌가?' 하는 생각이 들 것이다. 물론 단백질은 인체를 구성하는 주요 성분이며, 그것이 부족하면 각종 질환이 발생한다. 특히 부종과 연관이 깊다. 혈액에서 빠져나와 세포가 쓰고 남은 단백질 성분 중 하나는 알부민이다. 알부민은 삼투압 작용이 있어서 혈관 속 알부민의 농도가 혈관 밖 조직보다 높으면 불필요한 수분이 혈관으로 다시 들어온다. 하지만 혈관 속 알부민 농도가 정상보다 떨어지거나 조직에서 알부민이 림프로 잘 흡수되지 않으면, 거꾸로 혈관에서 빠져나온 수분이 혈관으로 들어가지 못해 몸이 붓는다. 옛말에 '못 먹어서 붓는다'는 말이 있다. 그 말인 즉 양질의 단백질 섭취가 감소되면 혈관의 단백질 농도가 감소하여 물을 끌어당기지 못해서 혈관 밖에 물이 증가하여 부종을 유발한다는 것이다. 그래서 예전에는 영양실조 현상으로 부종 증상을 동반하는 경우가 빈번했다.

현대에 와서는 영양실조는 아니지만 극단적인 음식 제한 다이어트로 단백질 섭취량이 감소해서 몸무게는 빠질지라도 다리나 손 등 사지 말단 부위에 부종 증상을 호소하기도 한다. 이때 단백질 섭취량을 증가시키면 혈관 내 단백질 농도가 증가되어 조직으로부터 물을 끌어 당겨 부종 증상이 완화된다.

이처럼 단백질은 근육 및 피부 세포를 구성하는 데 필수적인 영양소인 동시에 부종을 야기시키는 원인 물질이 되기도 한다. 혈관 안팎의 단백질 농도가 적절해야 하는데, 이런 농도는 림프가 알부민 흡수를 얼마나 잘 하느냐에 달려 있다. 신체 활동이 약하거나 산소 공급이 원활하지 않거나 몸속에 독성이 지나치게 많거나 또는 스트레스 및 노화로 인해서 림프 청소가 원활하게 되지 않으면 세포 주변에 이러한 단백질과 독소들이 쌓인다. 우리 몸의 여러 기관 중 세포 주변에 있는 단백질과 독소들을 쉽게 없앨 수 있는 기관은 림프계뿐이다.

· 유해한 세포

림프에는 면역을 담당하는 세포들이 있어서 우리 몸이 항상 깨끗하게 유지되도록 면역 작용을 한다. 특히 죽은 세포, 돌연변이 암세포, 바이러스, 세균 등 해로운 세포들을 림프액이 면역세포가 모여 있는 림프절로 보내 없앤다. 이러한 유해 세포를 잘 처리하지 못하면 인체는 금세 각종 질환에 시달리게 된다.

· 지방산

비만은 지방세포가 커지는 것인데, 지방산이 많이 쌓이면 커지고 그렇지 않으면 작아진다. 보통 다이어트를 한다는 것은 이런 지방을 분해하는 것을 말한다. 즉 지방을 태워서 없애든지 물리적, 화학적 자극으로 분해하든지 하는 것이다. 지방을 분해하면 지방산과 글리세롤로 분해되는데, 이것을 제거하는 것이 진정한 다이어트다. 특히 지방산은 림프관에 의존하여 흡수된다. 림프의 기능이 좋으면 이러한 지방산의 제거 능력이 좋으므로 지방세포가 커지는 것을 막아 비만을 예방할 수 있다.

· 수분과 여러 물질

수분은 몸속의 노폐물을 림프절로 보내기 위해 필요한 만큼만 흡수되고 나머지는 다시 혈관으로 들어간다. 그 밖에 여러 형태의 호르몬, 효소, 피부로 흡수된 화장품, 먼지, 흡연으로 인한 타르 등이 림프로 흡수되어 청소된다.

　이처럼 우리가 예상하는 것보다 림프가 청소하는 몸속 노폐물은 많다. 이런 노폐물들이 제대로 청소되지 않으면 몸에 많은 이상증상들이 나타나게 된다. 그러면 이제부터 림프에 이상이 생기면 어떤 증상들이 따라오는지 살펴보자.

나잇살이 아니다, 부종이다

○

중년이 되어 동창모임에 나가면 친구들의 모습이 학창시절과는 참 많이 변했구나 하고 느낄 때가 많다. "너 그대로야, 학창시절과 변한 거 별로 없어!"라고 웃으면서 얘기하지만 서로에게 건네는 위안의 하얀 거짓말이란 건 말하지 않아도 잘 안다. 흰머리, 주름살은 조금씩 차이 나는데 희한하게도 다들 볼록렌즈에 비친 듯한 모습으로 몸이 불어 있다. 젊었을 때 갸름하던 얼굴은 간데없이 둥그스름해지고 턱도 두 겹, 세 겹이다. 누구도 피할 수 없는 나잇살이려니 생각하고 지나치지만 사실 그것은 림프계 순환이 약해지면서 생긴 만성 부종일 가능성이 더 많다.

부종이라는 단어는 많이 들어봤을 것이다. 흔히 다리나 얼굴이 일시적으로 붓는 것을 부종이라고 이해하지만, 복부, 등, 턱, 팔뚝 등에도 부종이 생긴다. 우리가 살찐 것이라고 오해하는 얼굴, 턱, 팔뚝, 등, 복부, 다리 등 몸 전체에 림프관이 있기 때문에, 그 림프관에 청소가 제대로 되지 않아 쓰레기가 쌓이면 부종이 나타난다.

젊은이와 비교해보면 그게 부종인지 지방인지 차이를 알 수 있다. 비만한 젊은이들의 살집은 식사량에 비례하고, 살이 쪘어도 탄력이 있다. 반면에 중년이 되면 젊은 시절만큼 먹지 않는데도 체중조절이 잘 되지 않고 몸이 전반적으로 탄력 없이 처져 있다. 나이가 들면서 근육량이 감소하니 기초대사량이 낮아 많이 먹지 않아도 체중은 늘고 림프의 흐름은 점점 둔화된다. 오랜 세월 과부하 상태에 놓여 있던 림프계의 순환에 문제가 생겼으니 탄력 없이 붓고 처진 살이 몸 여기저기 붙는 것이다.

림프계 순환에 과부하가 걸리면 가장 흔하게 나타나는 것이 바로 부종이다. 부종은 욕조에 물이 넘치는 것과 비슷하다. 욕조를 보면 물이 넘치는 것을 막기 위해 윗부분에 배출구를 만들어 놓는다. 욕조에 물을 틀어 놓고 깜빡 잊어버린다고 해도 배출구로 물이 빠져나가기 때문에 넘치지 않는다.

우리 몸에서 배출구 역할을 하는 것이 림프계다. 모세혈관에서는 세포에 영양분을 공급하기 위해 수도처럼 계속 혈액이 빠져나오고, 불필요한 노폐물은 욕조의 배출구로 물이 빠져나가듯이 림프관으로 흡수된다. 림프계가 제 역할을 하지 못하거나 과부하가 걸리면 욕조에 배출구의 기능이 상실된 것과 같아서 노폐물이 빠져나가지 못해 그 부분이 붓는다.

림프 부종은 만성적으로 일어나기 때문에 매일 쌓이는 증상을 무시하기 쉽다. 하지만 '조금 피곤하니까 붓는구나, 부기쯤이야!' 하는 마음으로 지나쳐 버린다면 호미로 막을 것을 가래로도 못 막을 수 있다. 별것 아니라고 지나치기 쉬운 림프 부종에 주목해야 하는 것은 이것이 여러 질병의 원인이 되기 때문이다.

면역 기능은
림프의 주요 역할

우리 몸의 노폐물을 처리해주는 림프계에는 또 하나의 놀라운 기능이 있다. 바로 면역 기능이다. 우리 몸은 세균과 바이러스, 유해한 화학물질, 태양 자외선 등 다양한 위험에 맞서는 면역 시스템이 꼼꼼하게 가동되고 있다. 피부는 외부의 자극과 태양 자외선 등으로부터 몸을 보호하고, 위, 창자 같은 소화기에서 나오는 소화효소는 음식물과 함께 들어온 미생물 등을 제거한다. 우리가 눈을 깜빡일 때마다 안구 전체에 코팅되는 눈물에도 항균성 효소가 들어 있다. 림프계는 이처럼 인체를 질병으로부터 방어하고 건강을 지키는 면역의 핵심 시스템이다.

핵심 면역 세포인 림프구는 B-림프구, T-림프구, 자연살상세포(Natural Killer Cell)로 구성된다. 림프계는 림프구의 생성과 순환이 이루어지는 곳인데, 그중 림프절은 림프구를 생성하고 저장한다. 림프절 안에는 림프가 쉽게 통과하지 못하도록 그물 같은 섬유들이 조밀하게 얽혀 있어 유해한 것들이 들어오면 일시적으로 갇히게 된다. 유해 물질이 갇혀 있는 동안 그 안에 숨어 있던 B-림프구라는 면역 세포는 특정 유해 물질에 대한 항체를 만들어 대적한다. 아울러 대적한 것들을 기억하는 B-림프구를 분화시켜 수주에서 수년 동안, 때에 따라서 평생 체내에 존재하도록 해서 나중에 비슷한 것들이 또 들어오면 더 빠르게 대처할 수 있도록 한다.

만약 유해 물질을 B-림프구가 처리하지 못하면 이번에는 림프절 안쪽에 있는 T-림프구가 맡는다. B-림프구가 항체라는 화학물질을 만들어 '원격'으로 공격하는 반면에 T-림프구는 여러 개의 면역 세포로 분화해 유해 물질들을 '직접' 죽인다. 자연살상세포는 암세포를 직접 죽이는 면역 세포다.

이런 면역 세포들은 주로 림프절에 많이 있지만 세포 주변에도 있다. 세포 주변에 있는 면역 세포나 죽은 세포 등은 세포 사이사이에 자리 잡고 있는 모세림프관 안으로 유입되어 주변을 깨끗하게 한다. 림프계가 세포 주변과 림프절에서 청소를 잘 하면 세포의 환경이 좋아져 질병 치유가 잘 되고 병들어 있던 세포들도 기력을 회복해 건강해진다. 나쁜 성분들을 잔뜩 안고 림프절로 들어온 림프액은 여러 형태의 림프구에 의해 정화되고 분해되어 들어올 때보다 깨끗한 상태로 림프절을 다시 빠져나간다. 물론 한 번의 청소만으로 완전히 깨끗해지는 것은 아니다. 정맥으로 들어가기 전에 여러 림프절을 거치면서 이 과정을 반복해 아주 깨끗한 성분들만 혈액과 다시 만나 정맥으로 들어간다.

흔하게 쓰는 '면역력이 떨어졌다'는 말은, 즉 림프계가 제대로 작동하고 있지 않다는 말이다. 림프가 잘 청소되고 제대로 활동한다면 면역은 절대 걱정할 게 없다!

습진·무좀·여드름,
피부 문제가 아니다

○

"10대 때도 안 나던 여드름이 나서 미치겠어요. 2년 전부터 조금씩 나기 시작했는데, 올해 들어서 갑자기 너무 심해졌어요. 병원에 가서 약을 먹고, 관리를 받아도 그때뿐이고 계속 이런 상태예요."

단정하고 지적인 인상의 30대 여성의 직업은 교사였다. 30대 후반에 들어서면서부터 여드름이 조금씩 나기 시작해서, 나름 관리를 한다고 깨끗이 씻고 약을 먹고 바르기도 했는데 호전되지 않는다고 했다. 많은 사람들이 여드름이나 습진, 무좀 같은 피부 관련 증상들이 모두 피부만의 문제라고 오해한다. 하지만 그렇지 않다. 피부는 속 관리가 아주 중요하다. 아무리 깨끗하게 세안을 하더라도 겉만 관리하는 것에 그쳐서는 피부 문제는 절대 해결되지 않는다.

여드름은 피지 분비가 많은 얼굴, 목, 가슴에 주로 생기는 비염증성 또는 염증성 피부 질환으로, 여러가지 요인들로 피지, 각질 세포, 세균 등이 떨어져나가지 못하고 모공을 막으면서 생긴다.

여드름은 유전적 소인이 강하지만 남성호르몬 과다 분비, 소화 장애, 잘못된 식습관 등 다양한 원인이 있다. 스트레스도 여드름의 원인이다. 스트레스를 받으면 항스트레스 호르몬의 영향으로 남성호르몬인 테스토스테론 분비가 증가해서 피지 분비가 많아진다. 그 때문에 피부가 건조하고 단단해지는 과각화 현상이 일어나면서 모공이 더 많이 막힌다.

이 여성에게 염증을 완화시키고 독소를 없애는 얼굴 림프절과 목 림프절 마사지를 알려주었고 시간이 날 때마다 수시로 하도록 했다. 림프 청소 마사지는 염증을 일으키는 지방산과 독소를 없앤다. 화농성 여드름은 가렵고 아픈 증상도 있는데, 림프를 청소하면 가려움을 유발하는 물질이 림프관에 흡수되도록 돕고, 부기를 가라앉혀 조직 치유력을 높이며, 통증 유발 물질을 없애 통증도 완화시킨다.

목 림프절 마사지는 스트레스에 민감하게 반응하는 자율신경 중추를 관리해준다. 자율신경계 밸런스를 맞추어 피지 분비량을 줄이는 효과를 주므로 많이 하면 할수록 좋다고 알려주었다.

한 달 후 나를 다시 찾아온 여성의 얼굴은 아주 좋아 보였다. 특히 크고 붉게 올라온 염증성 여드름은 거의 사라진 상태였다. 림프 청소 마사지만 꾸준히 해도 맑고 깨끗한 피부를 가질 수 있다.

암과 림프는
떼려야 뗄 수 없는 관계

○

 암에 걸리는 이유는 여러 가지다. 유전과 같은 내적 요인도 있지만, 주로 외적 요인에 의해 발병한다. 발암 물질이 몸속에 들어오기도 하고, 방사선이나 자외선에 노출되어 생기기도 한다. 감염이나 손상 등이 원인인 경우도 있다. 원인이 어떤 것이든 그것이 세포를 비정상으로 분화시켜 암세포가 생긴다.
 세포가 분화할 때 좋은 환경, 정상적인 환경인가 아닌가는 매우 중요하다. 발암 물질, 감염, 염증 등 세포를 힘들게 하고 주변을 어지럽히는 요인들이 가득한 환경에서는 아무리 건강한 세포라도 정상으로 살아갈 수 없다. 암을 일으키는 요인은 어떠한 것이든 빨리 배출하는 것이 암을 막는 최선의 방법이며, 그 역할을 하는 것이 림프다. 림프의 기능이 활성화되면 암 유발 성분들을 세포 주변에서 빠르게 없애 정상적인 세포 환경을 만들 수 있다.

림프를 활성화시키면 암에 걸린 사람이나 암 치료를 받은 사람에게도 도움이 된다. 암에 걸리면 대부분의 병원에서는 조직 검사를 한 뒤 암세포가 있는 부분을 광범위하게 떼어낸다. 그런 다음 주변 림프절에 암세포가 있거나 있을 수 있는 것에 대비해 방사선 치료와 화학 치료 등을 한다. 문제는 이렇게 암 치료를 하고 나면 반드시 림프관과 림프절이 손상되어 그 부분으로 흡수되어야 할 노폐물이 흡수되지 못한다는 것이다.

사람이 살아 있는 한 심장은 뛰고, 심장이 뛴다는 것은 혈액을 끊임없이 모세혈관으로 보낸다는 것인데, 림프관과 림프절이 손상되면 모세혈관에서 빠져나온 여러 성분들이 흡수되지 못해 조직과 세포 주변에 계속 쌓인다. 암이 생겼던 곳에 이전보다 더 많은 노폐물이 쌓이는 것이다. 암 치료로 손상된 림프절은 재생되지 않는다. 그렇기 때문에 그 부분의 노폐물을 다른 곳으로 보내 림프액 안으로 흡수시켜야 한다. 그 일을 도울 수 있는 가장 강력한 방법이 림프 청소 마사지다. 정체된 림프액이 정상인 림프관으로 우회해 정상인 림프절로 들어가 그곳에서 처리되도록 한다. 이는 전보다 멀고 긴 길이지만, 자주 보내야 노폐물이 쌓여 몸이 붓거나 피부가 건조해지고 감염되는 것을 예방할 수 있으며, 암 재발도 막을 수 있다.

수년 전, 나를 찾아온 50대 후반의 여성은 유방암 환자였다. 왼쪽 가슴에 악성 종양으로 유방암 진단을 받은 뒤 왼쪽 가슴과 함께 암세포가 전이된 왼쪽 겨드랑이 림프절까지 절제한 상태였다. 설상가상으로 자궁에도 악성 종양이 발견되어 자궁과 난소까지 같이 떼어냈다고 했다. 암 치료는 성공적이었지만 이후 갱년기 증상이 심해지고 온몸의 관절과 양쪽 다리가 붓는 고통에 시달리고 있었다.

수술 후 통증도 문제였지만 더 큰 걱정은 가족력이 강한 유방암이 두 딸들에게 이어질까 하는 것이었다. 여성의 어머니도 유방암으로 돌아가셨기 때문이다. 나는 그 분에게 딸들의 림프 청소 마사지 선생님이 되어주라고 했다. 정기검진을 하고 올바른 생활습관을 유지하면서 주기적으로 림프 청소 마사지를 해서 림프의 흐름을 원활하게 해준다면 노폐물과 발암 물질이 쌓여서 암을 유발하는 것으로부터 해방될 수 있다고 설명했다.

또한 수술 후 겪고 있던 다리 부종과 통증을 완화시켜줄 수 있는 목 림프와 서혜부 림프 청소 마사지를 알려주었다. 단, 암 수술 후 하는 림프 청소 마사지는 일반인이 하는 것보다 더 약하게 해야 한다는 주의사항도 덧붙였다.

최근에 다시 만난 이 여성은 얼마 전에 딸들이 결혼했고 곧 할머니가 된다는 기쁜 소식을 전했다. 결혼 전 두 딸은 건강검진을 했는데 여성암의 위험 없이 건강한 상태였다고 한다. 딸들이 출산한 후에도 림프 청소 마사지로 건강을 유지하도록 할 것이고, 모유수유도 잘 이루어지게 할 것이라며 고마운 마음을 전해왔다.

두통·관절통·생리통, 림프로 해결된다

림프 청소는 두통, 근육통, 요통 등 여러 가지 통증을 완화하는 효과가 있다. 통증을 어떻게 가라앉히는지는 두 가지로 설명할 수 있다.

첫째, 통증 유발 물질을 줄인다. 아프다는 것은 통증을 느끼는 신경이 거기에 분포해 있다는 것이다. 센서 역할을 하는 통증 감지 신경이 통증 유발 물질에 의해 자극을 받으면 척수를 타고 올라가 대뇌에서 아프다는 것을 인지하게 된다. 림프의 기능을 활성화시키면 림프가 통증 유발 물질을 다른 곳으로 옮긴다. 이로 인해 통증을 감지하는 신경이 자극을 덜 받아 통증이 줄어든다.

둘째, 림프 청소 마사지는 아주 가벼운 압력으로 부드럽고 리드미컬하게 하는 마사지이기 때문에, 이러한 자극이 대뇌가 통증을 느끼지 못하게 한다. 우리는 아픈 데가 있으면 그곳을 반사적으로 문지른다. 문지르는 자극을 전달하는 신경은 통증을 전달하는 신경과 별개지만 같은 경로로 이동한다. 척수를 거쳐 대뇌로 전달되는데, 두 신경 중에서 문지르는 자극을 전달하는 신경이 더 굵어 문지르는 자극과 통증이 한곳에서 동시에 출발하면 문지르는 자극이 더 빨리 대뇌로 간다. 아픈 곳에 림프 청소 마사지를 하면 문지르는 감각을 전달하는 신경을 타고 통증보다 빨리 척수로 가서 통증을 더 이상 대뇌로 전달하지 못하게 차단해 통증이 완화된다.

"아이가 멍이 가실 날이 없어요. 아프다는 표현을 잘 하지도 못해서 잘 때 멍든 곳을 문지르며 끙끙댈 때 가슴이 아파요."

50대 후반의 여성은 서른 살 아들의 얼굴을 쓰다듬으며 가슴속에 담아 둔 말을 내게 들려줬다. 그 분의 아들은 자폐증이 있는 발달장애인이었다. 간단한 의사소통은 가능하지만 대화가 불가능한 아들을 위해 평생 헌신한 여성은 아들이 주의력이 떨어져서 여기저기 부딪히고 멍이 가실 날이 없다고 안타까워했다. 어릴 적에는 늘 함께하며 돌봤기에 괜찮았는데, 여성도 나이가 들고 청년도 차근차근 자립의 범위를 넓히기 위해 재활센터를 다니면서부터 이동하는 차량이나 센터 내 이곳저곳에서 부딪혀 팔, 다리에 늘 멍과 상처가 있다고 했다.

  이 여성에게 팔, 다리를 중심으로 한 림프 청소 마사지를 가르쳐주었다. 청년이 거부감을 갖지 않도록 천천히 짧게 시작해 서서히 시간을 늘려가도록 당부했다. 그리고 얼마 후 기쁜 소식을 전해왔다. 림프 청소 마사지를 하니 아들의 멍이 잘 빠지는 데다가 통증으로 끙끙거리며 잤었는데 이제는 잠도 잘 잔다며, 이런 결과가 너무 신기하다고 했다.

피로?
림프가 문제다

○

몸의 어느 기관이든 일을 많이 하면 그만큼의 에너지를 소모하기 때문에 대사산물이 생긴다. 이러한 대사산물이 근육에 쌓이면 근피로와 근육통이 생기고, 간에서는 쿠퍼 세포 등의 면역세포들이 몸속의 유해한 성분들을 분해하고 해독한다. 이러한 작용은 대부분 별 탈 없이 이루어져 보통 아무 증상도 나타나지 않는다. 하지만 근피로가 지나치거나 간에서 해독작용을 너무 많이 해 무리가 오면 대사산물이 쌓여 무기력증, 통증, 쇠약 등의 증상이 나타난다. 뇌를 너무 많이 써도 마찬가지다. 이럴 때 림프 청소 마사지로 림프의 흐름을 좋게 하면 대사산물이 흡수,

배출되어 피로가 풀리는 등 증상이 개선된다.

"어휴~ 잠을 자도 피로가 풀리지 않아. 아침에 일어나기도 버거워. 지난번에는 전철을 타고 출근하는데 정신없이 졸다가 그만 종점까지 갔지 뭔가!"

중견기업의 간부인 친구는 자신의 에피소드를 이야기하며 어처구니없어 했다. 나이 먹어 중년이 되니 피로도 잘 풀리지 않는 것 같다고 말하는 친구에게 목 림프절을 중심으로 림프 청소 마사지를 해보라고 권했다. 운동량은 부족한데 하루 종일 격무에 시달리는 뇌 부위의 림프 흐름부터 개선하는 것이 급선무라고 생각했기 때문이다. 집이나 회사에 도착하기 한 정거장 전에 내려 걸으면서 목 림프절 마사지를 실천해보라고도 했다. 처음에 반신반의하던 친구는 수주 뒤, 늘 묵직하던 머리와 어깨가 한결 가벼워진 것을 느끼기 시작했다고 한다. 저녁에는 갱년기 증상이 시작된 아내와 함께 림프 청소 마사지를 하고 차 한 잔을 마시는데, 그 시간이 부부간 소중한 대화의 시간으로 자리매김해서 여러 모로 만족스럽다고 했다.

3장

우리 몸속에는 수백 개의 림프절이 있지만, 가장 핵심이 되는 림프절은 딱 세 곳이다. 목, 겨드랑이, 서혜부! 이 세 곳 림프절만 잘 청소해도 무병장수는 문제없다. 오늘부터 3포인트 림프절을 수시로 청소해서 건강을 지켜보자.

내 몸속의 청소기를 깨워라!

3포인트 림프절을
사수하라

○

 전신을 돌고 도는 림프관이 모이는 종착지인 림프절은 평균적으로 500~600개이고, 사람에 따라 많으면 1,500개나 된다. 림프관을 따라서 림프액과 함께 흐르는 몸속 노폐물과 대사산물, 통증 유발 물질, 피로 물질 등 몸속에 그대로 두면 안 되는 물질들은 림프절에서 걸러지고 없어진다.
 림프절은 주로 목, 어깨, 고관절의 관절 부위에 집중적으로 모여 있다. 전체 림프절 중 목에는 36.2%, 겨드랑이에 12.2%, 사타구니, 즉 서혜부에 15.7%가 있다. 림프절이 이 부위에 많이 모여 있는 것에도 다 이유가 있다. 쉴 새 없이 움직이는 관절 안에 있어야 적절히 자극을 받아 노폐물로 가득 찬 림프액을 잘 분해하고 청소할 수 있기 때문이다.

목 림프절은 대부분 목 양옆에 있으며 머리를 담당한다. 얼굴, 두피, 뇌, 눈 등의 건강을 유지하려면 목 림프절의 역할이 매우 중요하다. 팔, 가슴, 등, 윗배가 건강하려면 겨드랑이 아래에 있는 겨드랑이 림프절을 활성화시켜야 한다. 허벅지 안쪽에 있는 서혜부 림프절은 다리에서 올라오는 모든 노폐물을 처리한다. 하체가 붓고 피로하다면 서혜부 림프절의 기능이 떨어진 것이다. 머리, 상체, 하체를 각각 담당하는 세 림프절에서 면역 작용, 여과 작용, 면역 세포 생성 등의 일을 잘 처리하면 온몸의 세포들이 깨끗한 환경에서 건강하게 살 수 있다.

세 곳의 포인트 림프절은 아주 중요한 역할을 하는 만큼 기능이 원활하지 못하면 여러 가지 문제가 생길 수 있다. 목 림프절이 제 기능을 못하면 두통이 올 수 있고, 얼굴이 푸석푸석해지거나 여드름이 나는 등 피부 트러블도 빈번해진다. 목 주변에 근육통도 자주 온다. 겨드랑이 림프절에 문제가 생기면 손이 자주 붓거나, 가슴에 통증과 멍울이 생기거나, 등이 뻐근해지는 등의 증상이 나타날 수 있다. 서혜부 림프절이 원활하지 못하면 종아리가 잘 붓고, 엉덩이와 허벅지에 살이 찌는 하체 비만이 생길 수 있으며 셀룰라이트도 유발한다. 다리에 피로감과 통증도 자주 온다.

바쁘게 살아가는 현대인은 몸을 챙기기가 쉽지 않은 것이 현실이다. 일상 속에서 목, 겨드랑이, 서혜부 세 곳의 림프절만 잘 청소해도 건강을 지킬 수 있다. 수시로 세 곳의 포인트 림프절을 청소해서 건강을 지켜보자!

목만 쓸어내려도
100가지 질병이 다스려진다

"늘 머리가 무겁고 두통도 가실 날이 없네요. 요즘 들어서 얼굴도 푸석푸석해지는 것 같고, 뾰루지도 나고요. 식욕이 좋아진 것도 아닌데 이유 없이 살도 많이 쪘어요. 건강검진에서 간수치가 조금 높게 나왔는데 의사 선생님은 무리하지 말고 잘 쉬고 잘 먹으면서 정기검진을 해보자고 하네요."

"매일 방 청소하시죠? 우리 몸속엔 조물주가 만드신 성능 좋은 청소기인 림프계가 있습니다. 그 청소기의 필터를 청소하는 것이 필요합니다. 그렇지 않으면 청소기를 돌려도 방이 깨끗하지 못한 것과 같은 몸 상태가 돼요. 병원 검진을 병행하시면서 림프 청소를 꾸준히 해보세요. 환자분은 목 림프절 청소가 필요합니다."

　림프 청소 마사지 강의를 의뢰받은 지역 건강센터에서 만난 중년여성은 얼굴이 푸석푸석하고 낯빛이 좋지 않았고, 기운이 없어 보였다. 평소 생활습관을 물어보니 직장생활을 하는데 최근에 잦은 회의, 야근 등에 시달려서 스트레스를 많이 받았다고 했다. 그러면서 저녁이 되면 얼굴이 많이 붓고 거칠어지고, 늦은 나이에 얼굴에 뾰루지까지 나기 시작해서 스트레스가 많았다고도 했다.

　이 여성의 경우 특정한 질병을 앓았거나 수술을 받은 경험은 없으나, 전반적으로 림프 순환이 잘 되지 않고 이곳저곳 정체가 많이 된 상태였다. 특히 컴퓨터 작업을 오래 하면서 목 림프절이 심하게 정체되어 있었다. 여성은 나의 조언대로 점심시간과 오후 휴식시간에 5~10분씩 목 림프절 청소 마사지를 했고, 그렇게 2주 정도 지나자 푸석푸석한 얼굴이 한결 좋아진 것을 느꼈다고 한다. 또 저녁에 림프 청소 마사지를 하면 다음 날 화장이 훨씬 잘 받는다고 했다. 간단한 목 림프절 청소 마사지로 기대 이상의 효과를 보았다며 활짝 웃던 모습이 지금도 생생하다.

　목 림프절은 얼굴, 뇌 등 머리의 노폐물을 흡수한다. 후두, 인

두, 식도 등 호흡기계 및 소화기계 기관과 각종 신경, 갑상선 등이 다양하게 자리 잡고 있으니 처리해야 할 노폐물이 아주 많다. 때문에 목 전체에 골고루 퍼져 있는데 특히 귓불 바로 아래에서 목 옆쪽, 귀 뒤에서 가슴 한가운데로 비스듬히 붙어 있는 흉쇄유돌근 뒤쪽에 많이 모여 있다. 목 림프절만 열심히 청소해도 예방, 치료되는 질환들이 있다.

피부가 맑아진다

얼굴 피부는 목 림프절만 잘 관리해도 좋아진다. 하루 종일 무표정한 얼굴로 지내면 얼굴 림프의 흐름이 원활하지 못해 얼굴이 붓고 푸석푸석해진다. 여드름이 많이 나거나 모세혈관이 확장되어 실핏줄이 보이는 경우에도 주변 혈관에서 혈액들이 많이 빠져나와 조직 사이사이에 노폐물이 많이 쌓인다. 얼굴 피부의 림프는 모두 귓불 바로 아래에서 모여 목으로 흐르기 때문에 노폐물이 목 림프절로 잘 흡수되기만 해도 얼굴이 붓거나 피부가 거칠어지는 증상이 덜하다.

뇌 건강과도 직결된다

사회가 복잡해지면서 뇌는 점점 더 혹사당한다. 뇌가 일을 많이 하려면 에너지를 얻기 위해 신선한 혈액이 지속적으로 공급되어야 하고, 혈액이 공급되어 뇌가 일을 잘 하고 나면 뇌세포 주변은 여지없이 쓰레기로 가득 찬다. 얼마 전까지만 해도 뇌에는 림프관이 없어서 뇌를 지지하는 신경교세포들이 신경세포의 영양 공급과 노폐물 제거, 이물질과 세균 등을 먹어 치우는 식세포 작용을 담당한다고 알려져 있었다. 하지만 2015년 미국 버지니아 의과대 팀들이 머리를 싸고 있는 막 주변에 림프관들이 있어서 많은 노폐물이 이곳으로 흡수되어 목으로 흐른다는 것을 밝혀냈다.

목 림프의 흐름을 원활하게 만들면 뇌세포 주변의 노폐물, 뇌와 척수 주변을 도는 뇌척수액이 잘 흡수되어 머리를 맑게 유지할 수 있다. 뇌세포를 활성화시켜 두뇌 회전을 돕고, 뇌출혈이 있거나 뇌척수액이 잘 흡수되지 못해 수뇌증이 생겨 발생하는 두통, 기억장애 등을 개선하는 데도 목 림프절의 역할이 매우 중요하다.

비염, 구취가 좋아진다

비염, 축농증 같은 부비동염이 생겨 코 주변에 차 있는 콧물이나 염증으로 인한 고름도 목 림프절로 흐른다. 치과 질환이 있어 잇몸이 붓거나 염증이 있거나 구내염이 생겼을 때도 여러 염증 물질이나 통증 물질 등이 아래턱 림프절을 거쳐서 목 림프절로 모여 처리된다. 따라서 이비인후과 질환이나 치과 질환이 있을 때는 목 림프절을 수시로 청소하는 것이 중요하다.

두통, 탈모가 사라진다

피부뿐 아니라 얼굴과 머리 안쪽에 있는 근육들, 두피, 머리가 지끈거릴 때 누르는 관자놀이의 노폐물도 모두 목 림프절로 흘러간다. 책상에 오래 앉아 있을 때 목이 아래로 떨어지지 않고 일정한 각도를 유지하려면 목 뒷부분의 근육들이 항상 긴장해야 하는데, 이러한 긴장이 지속되면 혈액 순환이 안 되고 정체된 노폐물도 잘 흡수되지 않아 수시로 뭉치고 아프다.

탈모가 많아지는 요즘에는 두피 건강도 중요하다. 노폐물이 목 림프절로 원활히 흘러 들어가면 두피가 건강해지고, 목 주변 근육이 긴장하거나 두피에 노폐물이 쌓여서 생기는 두통, 편두통, 뻐근함 등의 증상이 개선된다.

겨드랑이만 늘여도
건강해진다

○

"3개월 전부터 손에서 시작한 습진이 심해지더니 이렇게 팔까지 퍼졌어요. 예전에도 간혹 생기긴 했었지만, 약을 바르고 조심하면 괜찮아졌는데 요즘은 몇 날 며칠을 약을 먹고 발라도 도통 나아지질 않네요. 얼마 전부터는 갑자기 팔이 전체적으로 붓기까지 해요. 도대체 왜 이런 거죠?"

"드러난 증상은 빙산의 일각이라고 할 수 있어요. 단순히 피부만의 문제가 아닌 겁니다. 용암이 지층을 뚫고 나오듯이 속의 문제가 밖으로 드러난 것입니다. 그리고 부기도 습진과 같은 원인 때문일 수도 있어요. 우선 손 부위 림프 순환을 원활하게 하는 겨드랑이 림프 청소를 권해드릴게요."

정도가 심한 습진과 팔 부종 때문에 대인기피까지 생겼다며 고충을 토로한 40대 초반 남성은 나의 말을 듣고 적잖이 충격을 받은 듯했다. 습진이라는 것이 피부 겉면의 문제라고만 생각이 들어서, 지금까지 피부과 여기저기를 전전하며 약을 처방받아 먹고 바르는 정도로 치료하고 있었는데 피부 문제가 아니라고 하니 놀랄 수밖에 없었다. 거기다 원인 모를 팔 부종까지 생기니 큰 병은 아닌가 걱정이 많았다.

정확한 원인을 파악하기 위해 림프액의 흐름을 촬영하는 정밀 검사를 한 결과, 예상했던 것처럼 손은 물론 팔에 있는 림프절 곳곳이 심하게 정체되어 있었다. 문제가 이러하니 약을 발라도 그때 잠깐만 효과를 봤을 뿐 완치되지 않는 것이 당연했다. 근본적인 원인을 치료하지 않았기 때문이다. 그에게 손, 팔 부위의 림프액이 잘 흐를 수 있도록 팔 림프절과 겨드랑이 림프절을 함께 마사지하도록 조언했다. 남성은 내가 조언한 대로 틈틈이 겨드랑이, 팔 림프 청소 마사지를 했고 2주 만에 본인이 놀랄 정도로 빠른 회복세를 보였다. 그는 생소했던 림프에 대해 제대로 알게 되었다며 고마움을 표했다.

겨드랑이 림프절은 상체의 앞쪽 큰가슴근과 뒤쪽 광배근 등의 근육 사이에 자리하고 있다. 이 부분에는 30~40개의 림프절이 있는데, 피부 가까이 있는 천부림프절에서는 주로 팔, 가슴, 등의 노폐물이 흡수되고, 깊이 있는 심부림프절에서는 몸 안에 있는 팔의 구조물, 가슴 근육과 지방 등 안쪽의 노폐물이 흡수된다.

팔 근육은 일상생활을 하는 데 가장 많이 쓰는 근육 중 하나다. 식사를 할 때, 컴퓨터 작업을 할 때, 요리할 때, 운동할 때 등 워낙 많이 쓰기 때문에 고장도 잦다. 컴퓨터 작업을 많이 하는 사람이나 걸레질을 많이 하는 사람에게 생기는 수근관증후군, 테니스나 골프, 배드민턴 같은 운동을 많이 하는 사람에게 생기는 테니스엘보나 골퍼스엘보, 노화와 격렬한 운동으로 오는 어깨 손상 등 아주 많은 문제가 생긴다. 또한 여자에게는 노화와 함께 호르몬의 변화가 와서 손이 차가워진다든지 뻑뻑한 증상이 나타난다. 그만큼 노폐물이 많이 쌓인다는 이야기다.

팔, 어깨에 쌓인 노폐물은 대부분 겨드랑이 림프절로 흘러간다. 팔에 문제가 있는 경우, 팔이 천근만근 무겁게 느껴지거나 자주 붓는 경우에 겨드랑이 림프 청소 마사지를 해주면 금세 증상이 좋아진다. 그 밖에도 겨드랑이 림프절을 마사지하면 예방, 치료되는 증상들이 있다.

가슴 통증과 유방암을 예방할 수 있다

가슴에 있는 근육, 여자에게 많은 가슴의 지방 조직과 유선, 항상 뻐근한 어깨뼈 주변 근육들의 노폐물도 겨드랑이 림프절로 흐른다. 생리 때 가슴 통증이 있거나 분만 후 유선이 발달하여 가슴이 커지고 아픈 경우에 겨드랑이 림프절은 흡수된 노폐물들을 청소하기 위해서 매우 바쁘다. 가슴과 등 주변의 노폐물이 많이 흡수되다 보니 암이 생기기도 쉽다. 림프 청소를 열심히 해서 깨끗한 환경을 유지하면 암이 생기는 것을 예방할 수 있다.

복부 비만을 막을 수 있다

윗배의 노폐물도 겨드랑이 림프절에서 처리한다. 살이 찌면 윗배가 많이 나오는데, 음식 섭취량이 많아져 위가 커진 이유도 있지만 피하지방세포가 비대해졌기 때문이다. 피하지방세포와 안쪽의 내장지방세포가 비대해지면 혈압이 높아지는 등 성인병이 생기기 쉽다. 림프액이 겨드랑이 림프절로 원활하게 흐르면 지방세포에 쌓이는 지방산을 흡수해 지방세포가 커지는 것을 막을 뿐 아니라 크기를 줄일 수도 있다. 윗배가 나온 사람은 물론 그렇지 않은 사람도 배가 나오는 것을 막으려면 겨드랑이 림프절을 마사지해 지방산과 노폐물이 쌓이지 않게 하는 것이 좋다.

매끈한 팔뚝 라인을 만들 수 있다

지방이 특별히 많은 몸이 아닌데 유난히 팔과 어깨 라인이 비대한 경우가 있다. 이런 경우는 대개 팔 림프관과 겨드랑이 림프절이 제 역할을 못하고 있기 때문이다. 특히 겨드랑이 림프절이 정체되면 팔뚝 뒤쪽으로 셀룰라이트가 쉽게 생긴다. 셀룰라이트가 없는 매끈한 팔 라인을 만들고 싶을 때 겨드랑이 림프절 청소 마사지를 꾸준히 해주면 효과가 좋다.

날개뼈 주변 통증을 없앤다

장시간 스마트폰과 컴퓨터 작업으로 인해 척추와 날개뼈 사이에 통증을 느끼는 사람이 많다. 이런 경우에 보통 사람들은 통증이 느껴지는 등을 두드리거나 침을 맞는 경우가 많은데, 이런 경우 통증 부위를 두드리는 것보다 겨드랑이 림프절을 잘 늘여주면 날개뼈 주변의 뻐근함이 사라지고 시원해지는 것을 더 빠르게 느낄 수 있다.

안 좋은 자세를 오랜 시간 취하고 있으면 해당 부위에 피로물질이 쌓이면서 통증을 느끼게 된다. 척추와 날개뼈 주변의 피로 물질은 대부분 겨드랑이 림프절로 흡수되므로, 림프액 흐름을 빠르게 하여 림프절에 피로 물질이 빨리 흡수되도록 하는 것이다. 평소 컴퓨터와 스마트폰 사용이 잦다면, 겨드랑이 림프절을 늘이는 습관을 갖는 게 좋다.

하체 건강을 위해
서혜부를 마사지하라

"퇴근할 때가 되면 발, 종아리가 너무 부어요. 신발도 잘 안 맞을 정도고 종아리는 돌처럼 단단하게 뭉쳐요. 특히 오른쪽 발과 종아리가 심하게 붓는데, 도대체 왜 그런 건가요? 부기 빼는 방법을 이것저것 해봤는데 전혀 효과를 못 봤어요."

"부기는 뺀다고 생각하지 마시고 순환시킨다고 생각하셔야 합니다. 발과 종아리 순환의 핵심인 서혜부 림프절을 잘 청소해보세요."

다리를 절뚝거리며 나를 찾아온 여성은 이제 30대로 젊었다. 그런데 다리 부기뿐 아니라 낯빛도 어둡고, 기운이 없어 보였다. 림프 이상의 가장 큰 증상인 다리 부종이 원인이었다.

다리 부종은 대부분의 현대인이 겪는 고충이다. 특히 직장 생활을 하는 사람들이 어려움을 토로하는데, 병원을 찾아도 정확한 병명을 찾기 어려워 더 힘들어한다. 앞서 말했던 것처럼 몸은 액체로 이뤄져 있기 때문에, 몸이 건강하려면 가장 먼저 '순환'이 잘 돼야 하는데 순환이 순조롭지 못하면 심장에서 먼 부위에 가장 먼저 무리가 간다.

이 여성에게 발과 종아리의 부종과 통증에 대해 차근차근 설명하자 자신의 몸이 보내는 신호를 바로 이해했다. 다리뿐 아니라 평소에 손목과 팔꿈치에도 불편한 통증이 있었고, 몸도 자주 부어서 순환이 잘 안 된다고 했다.

통증을 가장 많이 느끼는 하체 순환을 원활하게 하기 위해서 서혜부 림프 청소 마사지를 틈나는 대로 꾸준히 하라고 조언했다. 그리고 한 달 후 나를 다시 찾아왔을 때는 알아보지 못할 정도로 다른 사람이 되어 있었다. 기운찬 걸음걸이에 낯빛도 밝고, 무엇보다 우울하지 않고 기분이 좋아 보였다. 림프 청소에 대해서 배운 점이 많다면서 처음에는 서혜부 림프 마사지만 하다가 나중에 목과 겨드랑이까지 스스로 마사지를 해서 피부도 좋아지고 손목과 팔꿈치 통증도 사라졌다며 신기해했다. 주위에 비슷한 증상으로 힘들어하는 친구들에게 알려주고 있다며 증상이 완화된 것에 대해 아주 고마워했다.

서혜부 림프절은 골반 양옆 툭 튀어나온 곳에서 치골까지 이은 선 바로 아래에 넓게 분포한다. 다리, 아랫배, 엉덩이, 허리, 외성기 등의 노폐물이 주로 흡수되는데, 특히 자궁경부암, 전립선암 등이 생기면 많은 영향을 받는 곳이기 때문에 매우 중요하다. 그 밖에도 서혜부 림프절을 마사지하면 예방, 치료되는 증상들이 있다.

다리, 무릎, 고관절 통증이 완화된다

다리의 노폐물은 발끝에서 허벅지까지 모두 서혜부 림프절로 흘러 들어가지만 예외가 있다. 종아리와 발바닥 노폐물의 경우, 1차로 다리 뒤쪽으로 흘러 무릎 뒤로 가서 그곳에 있는 림프절에서 처리된 다음, 안쪽으로 흘러 깊이 있는 서혜부 림프절과 만난다.

종아리는 제2의 심장이라고 불릴 만큼 신체에서 하는 일이 많아 노폐물이 많이 쌓인다. 그래서 1차 처리 과정을 거친 후에

서혜부 림프절에서 한 번 더 처리가 된다. 그래서 종아리 통증이 심하다면 무릎 뒤쪽에 위치한 림프절 청소 마사지를 먼저 하는 것이 방법이다.

다리는 쉽게 다치는 곳이기도 하다. 축구나 농구 같은 격렬한 운동 또는 스키나 보드 같은 레저를 즐기다가 십자인대나 반월판연골을 다치는 일은 흔하게 일어난다. 발목도 자주 삐어서 일상생활을 불편하고 고통스럽게 만든다. 이런 경우에도 부종 물질과 출혈 물질 등이 처리되는 곳이 서혜부 림프절이다. 또한 오랫동안 앉아 있는 현대인은 발목과 발이 자주 붓는다. 이는 피로 물질 같은 노폐물이 많이 쌓였다는 뜻이다. 이때 수시로 서혜부 림프절을 마사지해주면 부기가 빠지고, 통증이 완화된다.

무릎과 고관절은 나이가 들면 퇴행화가 가장 빠르게 진행되는 부위다. 무릎과 고관절이 퇴행하면 관절 안에 관절액이 림프관으로 원활하게 흡수되지 않고 염증이 많이 생긴다. 그러면 자연스레 관절 안까지 붓고, 심해지면 인공 관절 수술이 필요한 수준에까지 이른다. 평소에 서혜부 림프절을 수시로 마사지해주면 염증을 예방하고, 통증을 완화시킬 수 있다.

엉덩이 셀룰라이트를 없애준다

허리와 엉덩이의 피부 오염 물질과 근육의 노폐물도 서혜부 림프절로 흘러 들어간다. 엉덩이에 셀룰라이트가 생겼을 때 서혜부 림프절을 청소해주면 효과를 볼 수 있다.

생리통을 진정시킨다

생리통이 생기는 원인은 생리기간 중 자궁수축이 일어나서 발생하는 통증으로 프로스타글라딘이라는 물질에 의해서 발생한다. 생리통이 심한 경우에는 이 물질에 의해 아주 강한 자궁수축이 일어나서 통증이 더 커지는 것인데, 이때 서혜부 림프절 마사지와 복부 마사지를 함께해주면 과도하게 분비된 프로스타글라딘이 림프절로 흡수되어 줄어들고 자궁 주변의 근육도 이완시켜 통증이 감소된다.

복부 지방이 쌓이지 않도록 돕는다

아랫배에는 지방세포가 어느 정도 있어야 한다. 특히 여자는 남자와 달리 아랫배에 생식기관이 있기 때문에 따뜻하게 보호되어야 호르몬 분비도 잘 되고 생리 변화도 정상으로 이루어진다. 그렇다고 지방세포가 너무 비대해져 아랫배가 많이 나오면 허리와 고관절에 무리를 줄 수 있으므로 관리가 필요하다. 서혜부 림프절의 기능이 좋으면 아랫배의 지방산이 잘 흡수되어 피하지방이 덜 쌓인다.

TIP

서혜부 림프절을 돕는 복부 림프절

배는 대부분의 림프절이 내장 주변에 발달되어 있다. 이곳에는 주로 자궁이나 고환, 내장기관 등의 노폐물과 장에서 흡수되는 지방산이 흘러 들어간다. 복부 림프절은 깊은 곳에 있기 때문에 림프 청소 마사지를 직접 하기는 어렵다. 하지만 림프 복식 호흡을 수시로 하면 위, 십이지장, 소장, 대장 같은 소화기관과 그 밖에 소화를 돕는 췌장, 쓸개, 비장 등의 기능이 좋아진다. 또한 전립선, 고환, 자궁, 난관, 난소 등 생식과 관련 있는 기관들에도 많은 도움이 된다. 특히 서혜부 림프절에서 올라오는 림프가 배 안에서 합류해 흐르기 때문에 림프 복식 호흡으로 복부 림프절의 기능을 향상시키면 서혜부 림프절에서도 흡수가 원활하게 이루어진다.

림프 복식 호흡 방법

1 누워서 무릎을 세우거나 무릎 밑에 베개나 담요를 받친다. 사무실에서는 의자에 바로 앉아서 한다.

2 양손을 가볍게 포개어 배꼽에 올리고 숨을 쉰다. 숨을 들이마실 때는 배에 공기를 넣는다는 느낌으로 배를 부풀려 내밀고, 내쉴 때는 배 안으로 힘이 전해지도록 손으로 배를 지그시 누른다. 마치 풍선의 바람이 빠지는 모습으로 한다. 숨을 지나치게 크게 쉬지 말고 자연스럽게 한다.

림프 순환을 돕는
생활 습관

◯

꽉 끼는 옷을 입지 않는다

비행기로 장거리 여행을 할 때 좁은 자리에서 오랫동안 다리를 움직이고 있지 않으면 혈액이 정체되어 다리에 혈전이 생기고, 이것이 온몸을 돌다가 뇌나 심장의 주요 혈관을 막을 수 있다. 이를 예방하기 위해 비행기를 탈 때는 꽉 끼는 압박 스타킹을 신거나 기내에서 수시로 발목 운동을 하는 것이 좋다. 하체의 혈액 순환이 잘 안 될 때 압박 스타킹을 신으면 도움이 된다.

그렇다면 꽉 끼는 바지도 혈액 순환에 도움이 될까? 결론부터 이야기하면 그렇지 않다. 일반적으로 압박 스타킹은 발목에서 꽉 조이고 종아리, 무릎, 허벅지로 갈수록 압력이 조금씩 떨어져 40%까지 낮아지므로 혈액 순환과 림프 순환에 도움이 된다. 하지만 꽉 끼는 바지는 어느 한 부분, 특히 허벅지나 엉덩이에서 조이기 때문에 오히려 아래에서 위로 올라가는 혈액과 림프를 막아 건강을 해친다.

같은 맥락에서 브래지어도 좋지 않다. 요즘은 와이어가 없는 편안한 브래지어도 나오지만, 아무리 편하다고 해도 압박하는 것은 마찬가지여서 겨드랑이로 흡수되는 림프의 흐름을 막는다. 되도록 외출할 때만 입고 집에서는 입지 않는 것이 좋다. 굽이 높은 구두 역시 혈액 순환을 방해하므로 피해야 한다.

일상생활에서 지나치기 쉬운 생활습관도 바로 잡도록 한다. 우선 한 자세로 오래 서 있거나 앉아 있지 말고 최소한 50분마다 쉬거나 움직이는 게 좋다. 장시간 서 있을 때는 2~3분마다 다리를 번갈아 올렸다 내리는 동작을 취해 다리의 혈액 순환을 촉진하도록 한다. 낮에 서 있거나 앉아 있는 시간이 많은 일을 한다면, 잠시 쉬는 시간에 바닥에 편안히 누워서 다리에 쿠션 등을 받쳐주면 부종 예방에 효과적이다. 자리에 앉아서 일하는 사무직이라면, 앉아서 발뒤꿈치를 자주 올렸다 내리는 것으로도 어느 정도 다리 부종을 예방할 수 있다.

물을 자주 마신다

노폐물이 세포 주변에서 림프관으로 흡수되어 림프관을 타고 흘러가려면 수분이 필요하다. 수분이 충분해야 여러 노폐물이 림프절로 원활하게 흘러가기 때문에 물을 자주 충분히 마시는 것이 좋다. 우리 몸에 수분이 부족하면 생명유지에 필수적인 항상성을 유지하기 위해 몸 안에 있는 수분을 잡아두고 배출하지 않으려 한다는 점을 잊지 말자. 인체는 하루에 소변, 호흡과 땀 등으로 3리터 정도의 수분을 배출한다. 대사 반응으로 생기는 물과 음식으로 섭취되는 수분을 고려한다고 해도 하루에 1.5~2리터 정도의 물을 마셔야 한다. 림프 청소 마사지를 하기 전에 생수나 오렌지 주스 등을 충분히 마시면 청소 효과가 훨씬 더 좋아진다.

몸을 따뜻하게 한다

노폐물을 운반하는 림프관과 림프절은 체온이 어느 정도 올라가야 운동성이 좋아진다. 추워서 웅크리고 있거나 피부 온도가 부분적으로 떨어지면 그 부분에 있는 림프관의 운동성도 떨어진다. 항상 체온을 따뜻하게 유지해 림프의 운반 능력을 높인다.

목욕은 체온을 높이는 효과적인 방법이다. 목욕 시 냉탕과 온탕에 번갈아가며 몸을 담그는 냉온욕법은 림프 순환을 활발하게 해서 몸속 노폐물을 제거하는 데 효과적이다. 집에서는 너무 뜨겁지 않은 물로 3분 동안 목욕한 뒤, 차가운 물로 바꾸어 2분 정도 목욕하면 좋다. 그렇게 3번 번갈아 가며 목욕한 다음에는 마른 수건으로 몸을 마사지한다. 심장에서 먼 부분에서 심장 쪽으로, 몸의 바깥쪽에서 안쪽으로 원을 그리면서 피부가 따뜻해질 때까지 문지른다. 이렇게 마른 수건으로 마사지하면 피부 표면의 혈관과 림프절이 자극돼 노폐물 배출 기능에 도움을 준다.

단, 사우나나 찜질방 같은 곳에 들어갔다 나왔을 때 몸이 붓거나 몸이 무거운 사람, 운동하고 나서 개운하기보다 힘들고 무거운 사람은 너무 뜨거운 목욕이나 사우나, 지나친 운동을 피하는 것이 좋다. 혈액 순환은 정상이지만 림프 순환은 조금 떨어져 오히려 노폐물이 더 쌓일 수 있다.

림프절이 모여 있는 곳을 자주 움직인다

림프절이 가장 많이 모여 있는 곳은 목, 어깨, 서혜부, 복부다. 따라서 이 부위를 많이 움직이면 정체된 부분이 어느 정도 해소되고, 이 부분에 수시로 림프 청소 마사지를 하면 항상 몸을 건강하게 유지할 수 있다. 림프절을 늘이는 운동을 하면 가장 좋다.

마음을 진정시킨다

림프의 흐름은 스트레스와 관련이 깊다. 스트레스를 받으면 몸은 스트레스에 대적하기 위해 전쟁 상태가 된다. 그렇게 되면 전쟁에 필요한 에너지를 공급하기 위해 혈액이 그쪽으로 몰리고 청소는 뒷전이 된다.

림프 청소를 하기 좋은 시기는 스트레스로부터 마음이 진정되고 몸이 이완될 때다. 스트레스를 받을 때나 일하는 중간 중간에 조용히 눈을 감고 명상을 하자. 조용한 음악을 들으면서 천천히 깊게 들숨과 날숨의 호흡에 집중하면 머릿속을 어지럽히는 생각을 잠시 내려놓을 수 있다. 그렇게 스트레스의 원인인 생각을 내려놓고 거리두기를 하면 마음이 편안해지는 것을 느낄 수 있다. 그러면 림프도 재빠르게 몸을 청소하기 시작한다. 항상 마음을 편안하게 갖는 것이 림프 순환에 매우 중요하다.

올바른 식습관을 갖는다

림프계는 간과 함께 우리 몸을 깨끗하게 만드는 가장 중요한 기관 중 하나다. 이런 기관들이 외부에서 유입되는 유해 물질과 우리 몸의 쓰레기들을 제거해주지만, 때로는 우리 생활 습관에 의해서 그 작용들이 잘 이루어지지 않는 경우가 발생하기도 하고, 유해한 음식들로 인해 림프의 흐름이 원활하지 못하게 되는 경우도 많다. 림프의 원활한 흐름을 위해서 피해야 할 음식은 피하고 도움이 되는 음식은 즐겨 섭취하도록 하자.

· 림프에 안 좋은 음식

　인스턴트, 가공식품에 많이 든 소금, 설탕, 트랜스지방 그리고 알코올은 림프 건강에 해롭다. 소금은 체내에 수분을 체류시켜 림프 순환을 방해하며 부종을 일으킨다. 설탕은 면역세포를 공격하는 체내 활성산소를 증가시키고 콜라겐을 딱딱하게 만들어 셀룰라이트를 악화시킨다. 지방 함량이 높은 음식은 칼로리가 높아 비만을 부추기는데, 특히 동물성지방과 식물성지방을 인공적으로 경화시킨 트랜스지방(마가린, 쇼트닝 등)은 림프 순환 활성산소 수치를 높인다. 알코올은 칼로리가 높을 뿐 아니라 지방 대사에 필요한 다른 영양소의 흡수와 대사를 방해하여 림프계에 악영향을 미친다.

· 림프에 좋은 음식

　림프계의 건강을 위해 기억해야 할 영양소는 단백질이다. 림프조직은 단백질로 이루어져 있고 단백질이 부족하면 면역에 관여하는 세포를 만들지 못하기 때문이다. 아울러 외부 물질에 대항하는 우리 몸의 다양한 항체를 만들어 낼 때도 단백질은 필수적이다. 그러므로 양질의 단백질을 충분히 섭취하는 식습관을 기르자. 두부, 콩, 달걀, 우유, 생선 및 어패류, 닭가슴살은 고

단백질 식품이다.

해독기능이 있는 식품은 림프 청소의 효과를 높인다. 대표적인 해독식품으로는 감귤류와 베리류의 과일이 있다. 귤을 비롯해 오렌지, 레몬, 라임, 한라봉, 자몽 등의 감귤류와 딸기, 블루베리, 크렌베리, 라즈베리, 복분자 등의 베리류는 우리 몸을 해독시켜 림프의 흐름을 원활하게 해준다. 피로할 때나 림프 청소 마사지를 하기 전에 다른 과일과 함께 주스로 만들어 마시면 림프 청소 효과가 배가된다. 특히 감귤류는 기본적으로 해독작용을 해주기도 하지만 간에도 상당히 좋다. 때문에 몸의 독소를 제거하고 림프의 흐름을 좋아지게 하는 동시에 간의 기능을 활성화시키는 부가효과를 거둘 수 있다. 또한 과일은 우리 몸을 지탱해주고 소화를 돕는 비타민 C와 다양한 효소들을 함유하고 있다. 식사 또는 간식 시간에 주스나 샐러드로 즐겨 먹는 것이 좋다.

녹색 채소도 권한다. 녹색 채소는 매일 우리 몸에 들어오는 유해한 화학물질과 독소를 제거하고 우리 몸이 원하는 방식으로 해독할 수 있도록 모든 세포들에 영양을 공급해준다. 한 가지만 섭취하는 것보다 여러 가지 녹색 채소를 골고루 넣어서 주스를 만들어 자주 마시는 것이 좀 더 많은 양을 섭취할 수 있기 때문에 좋은 방법이 될 수 있다. 케일, 시금치, 밀싹, 무순, 민들레잎, 브로콜리, 겨자잎 같은 것들이 좋다.

다양한 약초와 향신료는 몸을 정화하는 데 놀라운 효과가 있다. 특히 강황, 생강, 계피, 카르다몸, 고수 그리고 검은 후추가 좋다. 이런 음식들은 소화를 도와 림프의 흐름에 도움이 되는 항산화제가 들어 있다. 마늘 또한 면역 기능을 향상시키고 병원균과 싸우는 데 도움이 되며, 순환과 독소 제거에 작용을 하는 좋은 향신료이다.

이 밖에도 림프 흐름을 촉진시키는 데 도움이 되는 마그네슘이 풍부한 견과류, 해독을 돕는 펙틴이 풍부한 해조류도 림프 건강을 위해 권장할 만한 식품이다.

적절한 운동을 생활화한다

걷기, 자전거 타기, 요가, 계단 오르내리기 등의 전신운동을 꾸준히 하는 것은 면역력을 강화하고 림프 순환을 향상시키는 데 큰 도움이 된다. 본격적인 운동에 들어가기 전에 가벼운 스트레칭을 잊지 않도록 하자. 자신의 여건을 고려하여 지속적으로 할 수 있는 운동을 선택해서 일주일에 4회 정도, 30분간 땀이 살짝 나는 강도로 한다. 특히 근육이 손실되는 중년 이후에는 유산소운동과 함께 근육강화운동을 병행하는 것이 좋다.

단, 중년의 나이에 운동을 갑자기 과도하게 하면 오히려 독이 될 수 있다는 점을 기억하자. 운동을 마치고 한 시간이 지나도 피로를 느끼거나, 운동한 다음 날 아침에 일어나기 힘들다면 운동이 지나친 것으로 오히려 피로 물질을 쌓아서 면역력을 저하시킨다. 운동 초보자는 걷기부터 시작해서 몸의 컨디션을 높이고 알맞은 운동을 선택해서 시간과 강도를 점차 늘리는 것이 바람직하다.

4장

몸속의 림프를 살피고 관리하는 것만으로도 예방, 치료되는 질환이 많다. 생리통이나 피부과 질환 같은 림프와 연관성이 없을 것 같은 질환부터 부종, 각종 통증, 암까지 림프와 직접적으로 연결된 증상과 질환까지 다양하다. 림프 청소 마사지만으로 건강을 되찾은 이들의 경험담을 통해 림프 청소의 탁월한 건강 효과를 알아보자!

림프 청소의
놀라운 효과들

"다리가"
너무 가벼워졌어요!

_40대 중반 남성

군대 제대 이후부터 몸이 자주 부었어요. 이유 없이 몸이 부어서 처음에는 무슨 병에 걸린 게 아닌가 걱정했는데, 병원에 가서 검사를 해보면 특별한 건 없었어요. 짜게 먹으면 몸이 잘 붓는다고 해서 식습관도 바꿔보고, 순환이 잘 안 돼서 그런 게 아닌가 싶어 순환에 도움이 된다는 음식도 먹어보고 운동도 열심히 했는데, 그때만 잠깐 덜 붓고 매한가지였어요.

군 입대 전까지는 그런 일이 없었어요. 군 입대 후 훈련 중에 오른쪽 발목을 삐끗한 적이 두어 번 있는데, 그 이후부터는 조금만 무리를 해도 오른쪽 다리가 부었어요. 처음에는 오른쪽 다리만 붓더니, 부기도 옮겨가는 건지 나중에는 오른쪽 팔도 붓고 얼굴도 붓더라고요. 그래도 통증이 있다거나 딱히 생활에 불편을 주지 않아서 20년을 참고 살았는데, 몇 년 전부터 오른쪽 다리가 눈에 띄게 붓고 걷는 것도 불편하더라고요. 지인이 아무래도 림프에 문제가 있는 것 같다고 병원을 가보라는 말에 속는 셈치고 정밀 검사를 받아봤는데 정말 깜짝 놀랐어요.

20년 전에 다쳤던 다리가 완치가 되지 않아 조금만 무리를 해도 그 다리에서 염증이 생겼고, 그 염증들이 림프관에 노폐물을 쌓아 림프 기능을 저하시키고 있었다는 걸 알게 됐어요. 신체 한 부위가 막혀 있으니 당연히 순환이 되지 않고, 몸 전체가 막혔던 거예요.

병원에서 약물 치료가 아닌 림프 청소 마사지를 처방받아서 집에서 혼자 열심히 마사지를 한 지 20일 만에 정말 신기한 일이 생겼어요. 다리가 비대칭하게 부어서 걷는 게 힘들었는데, 마사지를 하면서 서서히 괜찮아지더니 20일쯤 되었을 때는 스스로 의식하지 못할 정도로 너무 멀쩡하게 두 다리로 걷게 된 것입니다. 림프 청소 마사지와 함께 압박법을 이용해서 관리했더니 20년 동안 왜 고생을 했을까 싶을 정도로 정상으로 돌아왔습니다. 마치 군 입대 전으로 돌아간 듯한 느낌이었어요.

림프 청소 마사지는 심한 부종 환자에게도 놀라운 효과를 보인다. 부종은 조직 내에 림프액이나 조직의 삼출물 등의 액체가 고이고 쌓인 상태를 말한다. 즉, 림프액이 제대로 흐르지 못하고 한곳에 정체되어 있거나, 림프가 조직 사이에 있는 노폐물을 없애지 못하는 경우다. 이때 부풀어 오른 부위를 눌러보면 바로 재생되어 올라오지 않고 한동안 움푹 패여 있다가 한참 후에야 원 상태로 돌아온다.

몸의 부기를 빠르게 가라앉힐 수 있는 해결사가 림프 청소 마사지다. 부어 있는 부위의 주변 림프절을 적절히 자극하고 부은 부분을 살살 문지르기만 해도 부종은 빨리 없어진다.

> **" 암을 예방하고 "**
> **관리할 수 있다니 놀라워요!**

_ 50대 후반 여성

10년 전에 유방암 진단을 받고 수술을 한 차례 받은 경험이 있었어요. 왼쪽 가슴을 절개하는 수술을 받았는데, 수술을 앞두고서 의사 선생님이 암세포는 워낙 전이가 잘 돼서 왼쪽 가슴과 연결된 왼쪽 겨드랑이 림프절까지 절개하는 수술을 함께하자고 하셨어요. 그때 처음으로 림프라는 걸 알게 됐어요.

   지금까지 암이라고 하면 그냥 몸속에 있는 어떤 것이 병들어서 암세포가 생긴 것이라고 생각했어요. 그래서 암은 결코 예방하거나 막을 수 없는 병이라고 여겼는데, 암세포를 생기게 하고 죽이는 게 림프라는 걸 알고서 깜짝 놀랐습니다. 진작 알았으면 미리 관리 좀 할 걸 후회도 했고요.

　암 수술을 한 지 얼마 되지 않았을 때는 림프관이 끊긴 지점이 많이 부어서 고생했어요. 몸은 자꾸 붓는데 이걸 제대로 관리할 수 있는 곳도 없고, 해야 하는 방법도 몰라서 고충이 더 심했어요. 그러다 지인의 소개로 우리나라 최초로 암 환자를 대상으로 림프 마사지를 하시는 분이 있다는 걸 알게 됐어요. 림프 청소 마사지 프로그램을 하면서부터 부기도 많이 좋아지고 회복도 빨라졌어요. 특히 끊긴 림프절로 가는 림프액을 다른 림프절로 우회시키는 마사지는 탁월한 효과가 있었습니다.

　10년이 지난 지금까지도 아침, 저녁으로 림프 청소 마사지를 꼭 합니다. 암이 전이되지도 않았고 다른 곳에서 암세포가 새로 자라거나 하지도 않았습니다. 암에 걸리면 무조건 죽는다고 생각했는데, 림프를 알고서 제2의 삶을 살 수 있게 되어 정말 좋습니다!

　우리 몸 안에서는 암세포가 하루에도 몇 개씩 발생한다. 누구도 암으로부터 자유로울 수 없는 이유다. 우리 몸의 정상 세포가 어떤 원인에 의해 돌연변이를 일으킨 암세포는 지금 이 시간에도 내 몸 어디에선가 자라고 있다. 다행히 면역세포가 암세포들이 활동하지 못하게 그때마다 잘 처리를 해주기 때문에 우리는 건강하게 잘 살아가고 있다. 하지만 면역 기능이 떨어져 암세포를 잘 처리해내지 못하면 암세포들은 자꾸 커져서 악성 종양을 만들고 다른 곳으로 전이되기도 한다.

면역력이 암세포를 잘 감당하지 못해 암세포가 자꾸 많아진다고 해도 바로 암이 온몸으로 퍼지지는 않는다. 왜냐하면 암세포가 발생하면 혈관으로는 암세포가 절대로 들어가지 않기 때문이다. 청소를 담당하는 림프액이 암세포를 모아다가 일단 림프절로 이동시켜서 다시 한 번 그 안에 있는 면역세포들에게 맡긴다. 이로 인해 암세포가 다시 무능력해지거나 없어진다. 만약 림프가 이 역할을 해내지 못하면 암은 순식간에 온몸에 퍼져 우리 몸을 병들게 할 것이다.

림프 청소 마사지는 암 치료 후에 림프 기관이 손상된 사람에게는 필수적이다. 암 치료를 받는 사람은 수술을 통해 암세포 덩어리만 떼어내기도 하지만, 암세포가 모여 있는 림프절까지 떼어내거나 아니면 방사선 치료를 통해 암세포를 없애기 때문에 림프절이 연속해서 흐를 수 없는 상태가 발생할 수 있다. 이런 경우는 정상적인 림프의 흐름이 차단되므로 림프의 흐름이 우회해서 이루어질 수 있도록 해야 한다.

> **" 교감신경을 이완시켜
> 소화불량과 변비를 해결했어요! "**
>
> _ 40대 후반 여성

  12년 전 첫 아이를 출산한 이후부터 생긴 변비 때문에 고생이 많았어요. 좋다는 식이요법, 운동요법 등 다양한 방법을 다 써봤는데 제대로 효과를 보지 못했어요. 그래서 일주일에 세 번은 약물에 의지해서 해결하고는 했는데, 그마저도 시원하게 대변을 본 느낌이 아니라 항상 잔변감이 있었어요.

  소화기능 자체가 별로 좋지 않아서 자주 체하고, 설사와 변비를 번갈아 가면서 하는 터라 스트레스도 많았어요. 그러다 우연히 우리나라에서 최초로 림프 마사지를 시작하신 분의 강연을 듣고서 림프라는 걸 알게 됐어요. 강연이 끝나고 찾아가 문제를 말씀드리고 도움을 요청했더니 예민한 탓에 소화기능이 제 활동을 하지 못하는 것이 가장 큰 원인이라고 말씀하셨어요. 그리고 복부의 림프 흐름을 활성화하는 림프 청소 마사지법과 함께 편히 누워서 들숨 날숨을 크게 해서 림프 순환을 돕는 호흡법, 교감신경을 낮추는 목 림프 청소 마사지 등을 해볼 것을 권하셨어요. 과연 마사지만으로 10년 넘게 지속된 변비가 나아질까 반신반의했지만 뭐라도 해야겠다는 생각에 한 달 동안 열심히 림프 청소 마사지를 했습니다.

정말 신기하게도 평생 지병으로 여겼던 변비가 차츰 좋아지더니, 요즘은 잔변감도 사라졌어요. 10년 동안 멋모르고 보낸 고통스러운 시간이 억울하게 느껴질 정도로 좋아졌어요. 이제는 화장실 가는 시간이 홀가분해졌답니다.

음식을 먹으면 위, 십이지장, 소장, 대장 등을 지나면서 소화되고 흡수된다. 장은 음식이 지나가는 통로지만 음식을 먹었을 때만 움직이는 것은 아니다. 일정한 방향성과 운동성을 가지고 끊임없이 움직이다가 처리해야 할 음식물이 많아지면 좀 더 활발히 움직여 적극적으로 음식물을 분해하고 흡수한다. 장의 이런 기능이 좋지 않거나 나이가 들어 소화 능력이 떨어지면 소화불량이 쉽게 온다.

변비의 원인은 다양하지만 대부분 대변을 참는 습관, 운동 부족, 스트레스, 불규칙한 생활, 섬유질이 부족한 식사, 무리한 다이어트 등이 배변의 리듬을 깨뜨려 생긴다. 대변 보는 횟수가 일주일에 두 번 이하인 경우, 대변의 무게가 하루 30~35g 이하인 경우, 네 번 중 한 번 이상 딱딱하고 굵은 변을 보는 경우, 네 번 중 한 번 이상 과도하게 힘을 주어야 하는 경우, 네 번 중 한 번 이상 배변 후 변이 남아 있는 듯한 느낌이 드는 경우, 이 다섯 가지 중 두 가지 이상이 3개월 이상 지속되는 경우를 일반적으로 변비라고 한다.

변비는 만병의 근원이다. 변비가 생기면 해로운 물질을 몸 밖으로 내보내는 신진대사가 제대로 이루어지지 않는다. 혈액순환이 잘 안 되면서 몸속의 독성이 그대로 남아 부스럼이나 여드름, 기미, 노화 등을 부르고 동맥경화증 같은 순환기 질환을 일으키기도 한다. 두통, 식욕부진, 복부 불쾌감, 불면증, 요통, 치질, 비만, 대장암이 생길 수도 있다.

스트레스를 받으면 소화가 안 되거나 변비가 생기는 것은 장의 운동성과 기능이 스트레스에 민감하기 때문이다. 림프 청소 마사지는 림프 순환을 원활하게 하는 효과도 탁월하지만, 교감신경의 활동성을 낮춰 마음을 편안하게 만들어 장의 운동성을 정상으로 회복시킨다.

"몸이 따뜻해지면서 생리통이 사라졌어요"

_30대 후반 여성

어렸을 때부터 손발이 유난히 찼어요. 초등학교를 다닐 때는 집에 오면 엄마가 항상 따뜻한 물로 족욕을 해주셨어요. 그렇지 않으면 손발이 차갑다 못해 저려서 힘들었거든요. 여자가 손발이 이렇게 차가워서 어떻게 하냐고 병원도 여기저기 많이 다녔는데, 그냥 '혈액 순환이 잘 안 된다', '체질이 아직 잡히지 않아서 그렇다' 이런 말만 들었어요.

그래도 어렸을 때는 손발이 저린 것 빼고는 괜찮았는데 문제는 생리를 시작하고부터였어요. 손발이 차갑고 순환이 잘 안 되니 생리통이 너무 심했어요. 생리 때가 되면 정말 참을 수 없을 정도로 통증이 심해서 일상생활 자체가 어려웠어요. 산부인과에 가 보니 특별한 질환은 없는데, 복부가 너무 냉하니 항상 몸을 따뜻하게 하라는 이야기를 하더라고요. 그 말을 듣고 좌욕도 자주 하고 찜질도 열심히 했는데 그때뿐이고 여전히 손발이 차고 생리통도 심했어요.

그러다 우연히 림프라는 것을 알게 됐고, 림프 청소 마사지를 하면 순환이 잘 된다기에 생리통에 좋다는 림프 마사지를 해봤어요. 좌욕이나 찜질과 달리 방법만 제대로 알고 있으면 언제 어디서든 할 수 있어서 한 달을 정말 열심히 했는데 신기하게도 손발 저린 게 나아지면서 난생처음으로 손에서 온기가 있는 걸 느꼈어요.

특히 림프가 많이 모여 있는 목과 겨드랑이, 서혜부 쪽을 열심히 마사지하면서 좌욕과 족욕을 함께했더니 다음 달 생리를 약 없이 가뿐하게 할 수 있었어요. 지금까지 약도 먹어보고 좋다는 건 다 해봤는데 이렇게 간단하고 쉬운 방법으로 일상을 아무렇지 않게 보낼 수 있다니 너무 신기해요. 요즘은 림프 청소 마사지를 찬양하는 사람이 돼서 주변에 저와 같은 증상을 보이는 사람이 있으면 무조건 마사지를 해보라고 추천해요!

손발이 찬 것은 동맥 순환이 잘 되지 않기 때문이다. 심장이 뿜어낸 혈액이 말초에 있는 모세혈관까지 원활하게 흘러가야 하는데, 뿜어내는 힘이 약하거나 동맥의 운동성이 떨어지면 혈액이 모세혈관까지 제대로 가지 못해 손발이 차가워진다.

림프 순환이 잘 되면 손발이 따뜻해진다. 우리 몸은 세포에게 필요한 것이 생기면 혈액이 세포 주변의 모세혈관으로 자동으로 가게 된다. 세포 주변을 항상 부족함 없는 환경으로 만들기 위해 필요한 것들을 모세혈관까지 부지런히 운반하는 것이다. 림프의 기능이 향상되면 림프로 흡수되는 조직액의 양이 많아져 세포 주변이 혈관으로부터 새로운 것을 받아들여야 하는 상황이 된다. 이를 채우기 위해 반사적으로 혈액이 모세혈관으로 몰려 혈관의 운동성이 좋아지고 체온이 올라간다.

"약으로도 못 고친 고혈압이 내려갔어요"

_ 60대 초반 남성

평생 건강은 자신하면서 살았는데, 세월 앞에서는 장사 없다고 2년 전에 고혈압 판정을 받았습니다. 어느 날부터인가 아침에 일어나면 어지럽고 뒷골이 당기는 느낌을 받고는 했어도 단순하게 업무 스트레스라고 생각했는데, 그게 고혈압 증상이었습니다. 이제 나이를 먹을 만큼 먹었구나 싶어서 씁쓸하기도 하고 걱정이 돼서 병원에서 처방해주는 혈압약을 열심히 챙겨 먹었는데 이상하게 혈압이 잘 잡히지 않았습니다.

혈압이 떨어지지 않는 것도 걱정이었지만, 혈압이 오르면서 두통과 어지럼증이 심해서 일을 제대로 할 수 없다는 게 제일 문제였습니다. 이 문제로 걱정을 많이 하자 지인이 림프 전문가가 있으니 한 번 찾아가 보라고 추천하여 우리나라 최초 림프 전문가를 만나게 됐습니다.

만나자마자 제 몸 몇 군데를 만져보고는 지방세포가 많이 쌓여 비대해진 상태라서 혈관을 압박하고 있다고 했습니다. 목 림프 청소 마사지하는 방법을 가르쳐주면서 하루에 시간을 정해놓고 꼭 림프 청소 마사지를 하고 그 시간 외에도 틈 날 때마다 자주 하라고 했습니다.

처음에는 혈압약을 복용하면서 림프 청소 마사지를 열심히 했고, 두통과 어지럼증이 나아졌을 때부터는 혈압약을 끊고 림프 청소 마사지를 더욱 열심히 했습니다. 그랬더니 정말 신기하게도 2년 동안 괴롭혔던 두통과 어지럼증이 약을 먹지 않아도 나아졌습니다. 병원을 찾아 혈압을 쟀을 때 의사 선생님도 놀랄 정도로 혈압이 안정되어 있었습니다.

드라마에서 충격적인 일을 당하면 목뒤를 잡고 쓰러지는 장면을 종종 보게 된다. 갑자기 충격을 받으면 혈압이 높아진다. 이는 우리 몸이 위급한 상황에 대처하기 위해 뇌로 많은 양의 혈액을 보내기 때문에 생기는 정상적인 현상인데, 이때 혈관에 약한 부분이 있으면 그 부분이 혈압을 이기지 못해 문제가 생긴다. 특히 뇌혈관이 약한 상태에서 혈압이 너무 높아지면 혈압을 이기지 못하고 혈관이 터져 순식간에 위급한 상황이 벌어지기도 한다.

림프 청소를 하면 고혈압의 근본 원인이 해결되는 것은 아니지만, 교감신경의 기능이 떨어져 정신적으로 편안해지고 몸이 이완되어 높아진 혈압을 어느 정도 낮출 수 있다. 또한 지방세포가 쌓이고 비대해지면 혈관이 압박되어 혈압이 올라가는데, 림프 청소를 지속적으로 하면 지방세포가 비대해지는 것을 막을 수 있어 고혈압 예방에 도움이 된다.

" '살'로 잃었던 자신감, 3개월 만에 되찾았습니다! "

_ 20대 후반 남성

  지난해 대학교를 졸업하고 취업을 준비하면시, 매일 새벽같이 도서관에 가서 취업 준비를 하고 한밤중에 집에 들어오는 생활을 했더니 1년 만에 몸무게가 무려 15kg나 늘었습니다. 취업 준비만 신경 쓰느라 대충 인스턴트 음식으로 끼니를 때우고, 운동은 전혀 하지 않으니 급속도로 살이 찐 것입니다.

  살도 찌고 취업도 잘 되지 않아 자신감은 점점 없어졌고 이대로 더 있다가는 건강에도 무리가 올 것 같아서 헬스를 시작했는데, 매일 1시간씩 열심히 해도 겨우 1kg이 줄어들 뿐 변화가 없었습니다. 그러다 우연히 몸속에 림프절이 막히면 살이 갑자기 찌고, 운동을 해도 빠지지 않는다는 기사를 보게 되었습니다.

그날부터 헬스와 함께 림프 청소 마사지를 시작했습니다. 부쩍 늘어난 복부지방을 중점적으로 관리하는 서혜부 림프 청소 마사지와 복식 호흡을 함께하면 더욱 효과가 있다고 해서 부지런히 3개월을 했습니다. 그 결과 12kg을 감량할 수 있었습니다. 먹는 것도 조심하고 운동도 열심히 했지만, 효과를 극대화시켰던 것은 분명 림프 청소 마사지였습니다.

지방세포의 개수는 보통 여섯 살 때부터 사춘기 이전까지 정해진다고 한다. 그렇기 때문에 어린아이가 살이 찌는 것은 지방세포의 수가 늘어나는 경우가 많고, 개수가 정해진 뒤에 살이 찌는 것은 지방세포의 크기가 비대해지는 경우가 많다. 음식을 먹으면 소장에서 지방산이 흡수되어 혈액을 타고 돌다가 빠져나와 지방세포가 있는 모든 기관으로 옮겨간다. 피부 아래에 있는 피하지방세포와 내장 사이사이에 있는 내장지방세포에도 가고, 관절이나 근육 사이에 있는 지방세포에도 간다. 그곳에서 에너지로 쓰이거나, 쌓여서 지방세포가 커진다.

지방산이 모두 지방세포로 가는 것은 아니다. 림프로 흡수되어 지방산이 필요한 다른 곳에 쓰이도록 재순환된다. 림프관으로 흡수되는 여러 가지 물질 중에는 지방산이 많은 부분을 차지한다. 하지만 림프의 기능이 좋지 않아 순환이 원활하지 못하면 지방산이 림프로 흡수되지 못하고 지방세포에 쌓여 지방세포가 커지면서 살이 찐다. 게다가 림프 흐름이 원활하지 못해 국소적으로 노폐물이 축적되어 나타나는 셀룰라이트가 생긴다. 지방세포와 체액, 콜라겐 섬유 같은 피부 속 노폐물이 뭉쳐 생기는 셀룰라이트는 피부 표면을 귤껍질처럼 울퉁불퉁하게 만드는데, 비만이거나 과체중인 사람에게서 더 잘 생긴다. 또한, 하체가 잘 붓거나 앉아 있는 시간이 많은 사람일수록 셀룰라이트가 잘 생긴다.

림프 청소를 하면 순환이 좋아져 지방산이 지방세포에 쌓이는 것을 막을 수 있다. 살이 찌지 않을 뿐 아니라 이미 비대해진 지방세포가 작아지는 효과도 있어서 셀룰라이트 예방과 치료에도 도움을 준다.

> **" 시술 없이도 기미를 없애고
> 주름을 펴줘요! "**
>
> _ 40대 초반 여성

    나이는 40대 초반이지만 아직 미혼이고 불과 몇 년 전까지만 해도 동안이라는 소리를 많이 들었던 터라 최근에 도드라진 눈가 주름과 팔자 주름, 기미, 주근깨에 스트레스를 많이 받고 있었어요.

    사람을 많이 만나는 직업을 가지고 있는데 최근에 만난 사람들은 실제 제 나이보다 더 많게 봐서 속상했던 때가 한두 번이 아니었어요. 주변에서 주름시술을 받아보라고 추천해서 해봤는데, 그것도 그때뿐 근본적으로 얼굴이 칙칙하고 갑자기 탄력을 잃은 듯해서 낙담하고 있었어요.

그러다 우연히 TV에서 피부 미용과 노화에 탁월한 효과가 있다는 림프 청소 마사지라는 걸 보게 됐어요. 당장 정보를 찾아서 기미, 주근깨를 연하게 해주고 탄력을 찾아준다는 림프 마사지를 아침저녁으로 했어요. 처음에는 익숙지 않아서 어렵다고 느껴졌는데, 몇 차례 더 해보니 눈 감고도 할 수 있을 정도로 손에 금방 익었어요.

얼굴과 목 림프 청소 마사지를 잠들기 전에 10분씩 했는데, 마사지를 한 다음 날에는 항상 안색이 밝고 예뻐졌다는 이야기를 들을 정도로 효과가 좋았어요. 노화된 것을 가장 확실하게 보여주는 팔자 주름과 눈가 주름을 완화시켜주는 얼굴 림프 청소 마사지도 꾸준히 했더니 이미 생긴 주름이 완전히 없어지지는 않지만, 불필요하게 생긴 근육을 풀어주고 노폐물이 쌓이지 않도록 해서 자연스럽고 생기 있는 얼굴로 만들어줬어요.

나이가 들면 피부 세포에 영양 공급이 잘 안 되고 노폐물의 흡수도 원활하지 않다. 피부의 기능이 점점 떨어지고 자외선 등 외부 환경에 지속적으로 노출되면서 피부 노화가 일어난다. 노화와 함께 오는 변화가 주름이다. 주름은 피부 탄력에 영향을 주는 단백질인 콜라겐이 변질되어 단단하게 굳은 상태를 말한다. 관절의 움직임이나 근육의 수축과 이완이 반복되면서 생기기도 하고, 감정 상태를 나타내는 표정근이 다양한 표정을 지을 때마다 움직여 생기기도 한다. 또 피부가 중력에 저항하는 힘이 약해지면서 아래로 처져 생기기도 한다.

림프 청소를 하면 피부 문제를 일으키는 피부 노폐물을 없애고, 교감신경의 기능을 떨어뜨려 혈압이 올라가는 것을 막음으로써 모세혈관을 통해 영양 공급이 잘 되게 한다. 진피층의 노폐물이 원활하게 배출되어 단백질 생성을 주도하는 섬유아세포의 활동성이 좋아지면서 콜라겐 섬유가 잘 합성되고, 변질된 콜라겐이 분해되어 주름 예방에도 도움이 된다. 또한 진피층에서 노폐물이 새로운 수분과 영양분의 섭취를 방해하지 않도록 해 피부를 건강하게 만든다.

> **" 한 달 만에 피부미인으로 다시 태어났어요 "**
>
> _ 20대 초반 여성

한창 꾸미고 예쁠 나이라고 하는 20대인데, 피부가 좋지 않아서 스트레스가 많았어요. 건성 피부인데 여드름이 많이 나고, 흉터도 많아서 얼굴이 거뭇거뭇했어요. 거기에 얼굴도 잘 부어서 외모에 대한 자신감이 없었어요. 그러다 우연히 TV에서 림프 청소 마사지라는 것을 보게 됐고, 저한테 딱 맞는 거라고 생각해 바로 따라 해봤어요.

처음에는 마사지라고 해서 전문가만 할 수 있는 기술이 필요한 게 아닐까 걱정했는데, 림프절 위치만 정확히 알고 마사지하는 방법만 알면 누구나 쉽게 따라 할 수 있더라고요. 여드름의 원인은 여러 가지가 있지만 저 같은 경우는 남성호르몬이 과하게 나오기 때문이었는데, 목 림프 청소 마사지를 하면 자율신경 중추가 안정되어 남성호르몬이 덜 분비된다는 것을 알게 되어 매일 틈만 나면 목 림프 청소 마사지를 했어요.

  꾸준히 열심히 했더니 정말 신기하게도 2주 만에 화농성 여드름이 모두 없어지고, 한 달이 지나자 심했던 흉터만 희미하게 남아 있을 뿐 여드름이 더 이상 나지 않았어요. 또 목 림프 청소 마사지를 했더니 얼굴도 잘 붓지 않고, 전체적으로 낯빛이 좋아져서 지금은 지인들이 무슨 치료를 받은 거냐고 물어봅니다.

  신진대사가 원활하게 이뤄지지 않으면 피지와 노폐물이 림프액을 따라 림프절로 제대로 들어가지 못하고 체내에 쌓이면서 좁쌀 여드름과 같은 자잘한 피부 트러블부터 화농성 여드름처럼 염증성 피부 질환이 생긴다. 여드름뿐 아니라 몸속 순환 자체가 제대로 되지 않으면 피부 톤도 칙칙해지고, 자주 붓는다.

  이런 문제들을 관리하는 데 가장 효과적인 곳은 바로 목 림프절이다. 목 림프절은 얼굴, 두피의 노폐물이 모이는 귀밑 림프절에서 온 림프액과 목 주변 근육에서 오는 림프액이 흐르는 곳이다. 또 자율신경 중추를 관리해주어 호르몬 장애와 스트레스로 생기는 피부 질환을 예방해준다.

얼굴 림프절 마사지도 큰 효과를 볼 수 있지만, 외출을 했을 때 자유롭게 할 수 없다는 아쉬움이 있다. 하지만 목 림프절은 언제 어디서든지 할 수 있으므로, 빠른 시간 내에 효과를 보고 싶다면 시도 때도 없이 목 림프절을 마사지해주는 것이 좋다.

5장

림프 청소 마사지만 열심히 해도 만병을 예방하고 치료할 수 있다. 얼굴 부기, 다리 부종부터 숙취, 변비, 두통, 팔다리 통증까지 지금껏 병원 이곳저곳을 전전하며 치료했던 각종 질환들이 림프 청소 하나면 모두 해결된다! 누구나 쉽고 간단하게 할 수 있는 증상별, 통증별, 미용, 부위별 림프 마사지를 습관화해서, 오늘부터 예뻐지고 건강해지자!

내 몸을 살리는
림프 청소 마사지

증상별
림프 청소 마사지

컴퓨터나 스마트폰을 오래 보면 눈이 뻑뻑하고 피로하다. 수면 부족과 스트레스도 눈 건강을 해친다. 이때 눈 주변의 피로 물질을 없애 주변 근육에 영양 공급이 잘 되게 하고, 안구의 윤활제인 눈물을 잘 나오게 하면 눈의 피로가 풀린다.

눈 피로

STEP 1 코 주변 림프 청소

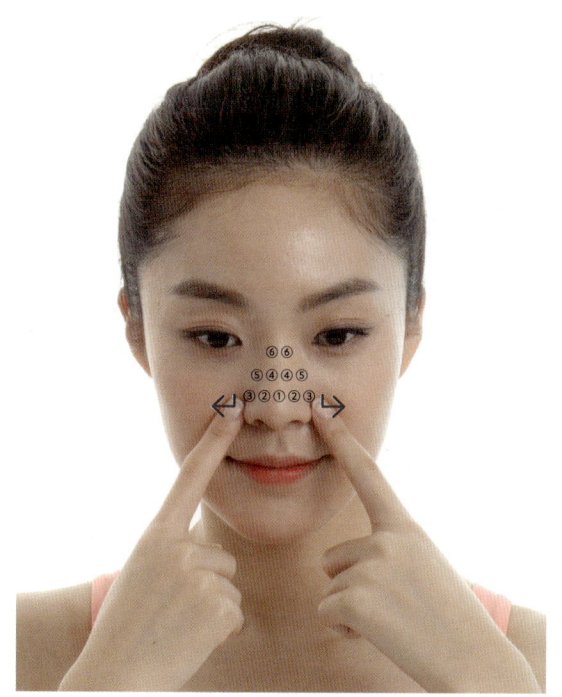

코 주변을 6군데로 나누어, 1번부터 6번까지 순서대로 마사지한다. 검지를 이용해 마사지 부위를 아래쪽으로 늘이고 양쪽 귀 방향으로 한 번 더 늘이는 고정 원 그리기를 한다. 각 5회씩 실시한다.

STEP 2 부비동 주변 림프 청소

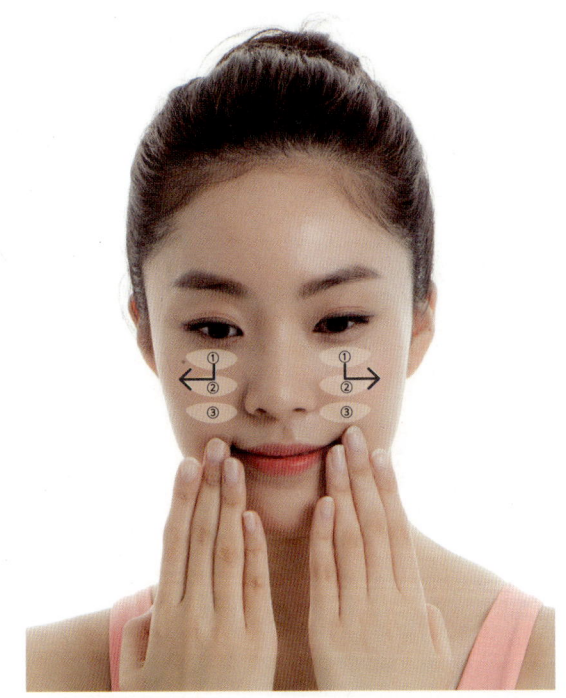

부비동 주변을 3군데로 나누어, 1번부터 3번까지 순서대로 마사지한다. 검지, 중지, 약지를 이용해 마사지 부위를 아래쪽으로 늘이고 양쪽 귀 방향으로 한 번 더 늘이는 고정 원 그리기를 한다. 각 5회씩 실시한다.

STEP 3 안구 주변 림프 청소

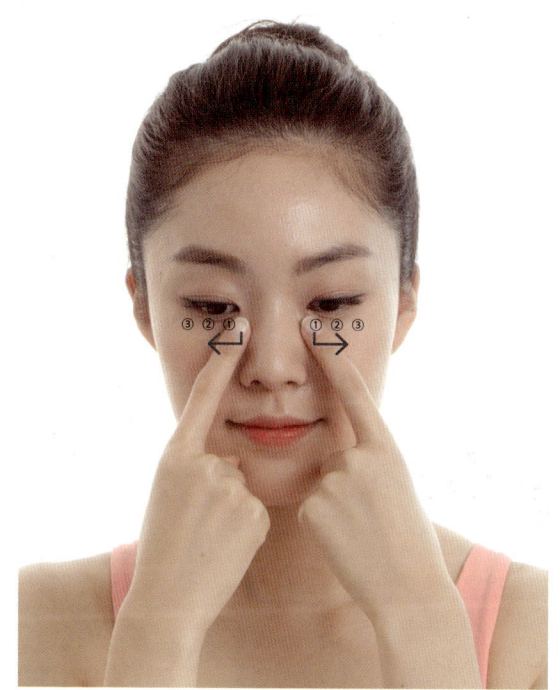

1 눈 밑을 3군데로 나누어, 1번부터 3번까지 순서대로 마사지한다. 검지를 이용해 마사지 부위를 아래쪽으로 늘이고 양쪽 귀 방향으로 한 번 더 늘이는 고정 원 그리기를 한다. 각 10회씩 실시한다.

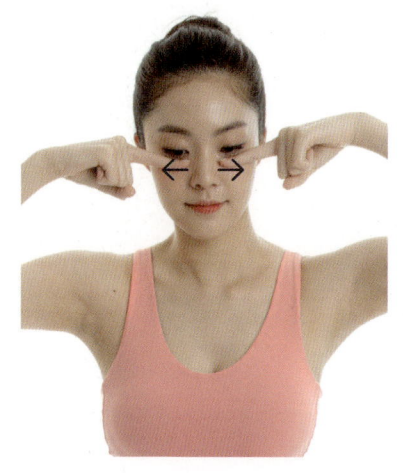

2

양쪽 눈 밑에 검지를 수평으로 대고 가볍게 누른 뒤 양옆으로 살짝 밀면서 힘을 뺀다. 5회 실시한다.

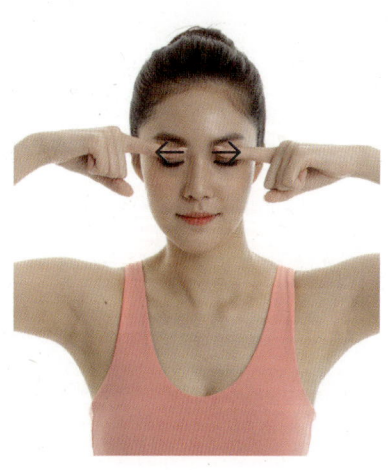

3

양쪽 눈꺼풀에 검지를 수평으로 대고 가볍게 누른 뒤 양옆으로 살짝 밀면서 힘을 뺀다. 5회 실시한다.

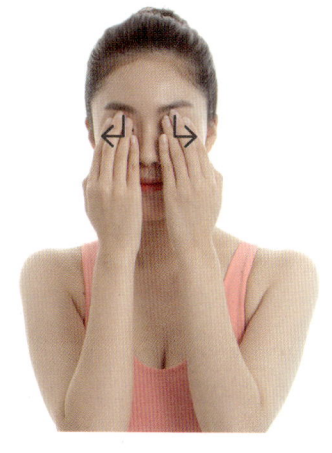

4

눈을 감고 검지, 중지, 약지 세 손가락을 양쪽 눈 위에 가볍게 올려 아래쪽으로 늘이고 양쪽 귀 방향으로 한 번 더 늘이는 고정 원 그리기를 한다. 5회 실시한다.

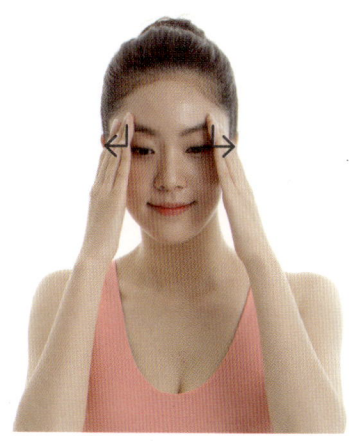

5

검지, 중지, 약지 세 손가락을 눈썹 꼬리 부위에 올려 아래쪽으로 늘이고 양쪽 귀 방향으로 한 번 더 늘이는 고정 원 그리기를 한다. 5회 실시한다.

얼굴 부기

전날 밤 맵고 짠 음식을 먹었거나, 평소 신장과 소화 기능이 약하면 혈액 순환과 신진대사가 원활하지 않아서 아침에 얼굴이 붓기 쉽다. 특히 림프 순환이 잘 되지 않으면 부기와 함께 낯빛도 어두워져서 안색이 안 좋아 보인다. 목, 얼굴 림프 청소 마사지를 실시하면 얼굴 부기는 쉽게 해결 가능하다.

STEP 1 얼굴 림프 청소

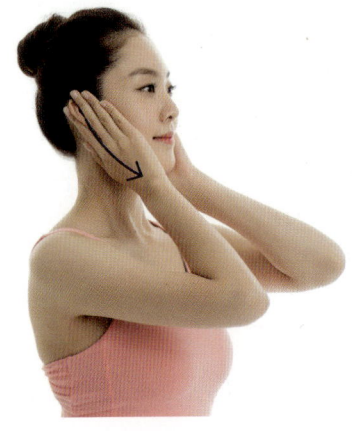

1

양쪽 귀를 검지와 중지 사이에 끼워서 귀 앞뒤의 피부를 턱 중앙 쪽으로 최대한 당겨 늘인다. 5회 실시한다.

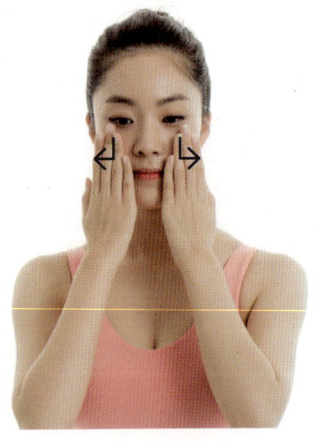

2

엄지를 제외한 네 손가락을 양 볼에 올려 아래쪽으로 늘이고 양쪽 귀 방향으로 한 번 더 늘이는 고정 원 그리기를 한다. 5회 실시한다.

STEP 2 목 림프 청소

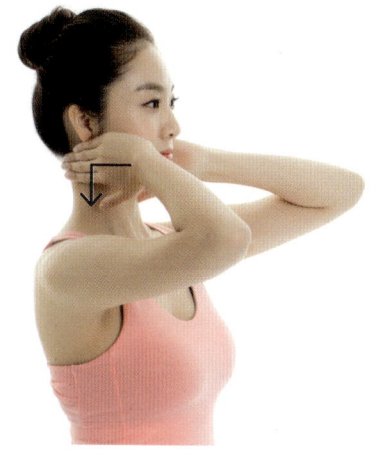

1 엄지를 제외한 네 손가락의 중간 마디를 귀 바로 밑에 댄다. 손끝 방향으로 최대한 늘이고 다시 목 아래로 늘이는 고정 원 그리기를 한다. 5회 실시한다.

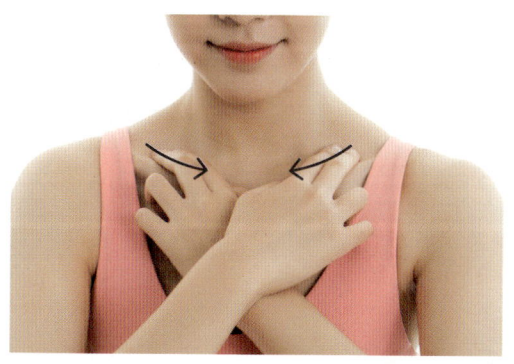

2 검지와 중지를 사용해 양쪽 쇄골 위에서 아래쪽으로 피부를 끌어당기듯이 늘인다. 5회 실시한다.

숙취

숙취는 술에 있는 메타놀과 같은 독성 물질이 백혈구를 자극하여 우리 몸 곳곳에 염증을 일으키는 반응이다. 이 염증 반응을 일으키는 물질을 림프로 원활하게 흡수시켜 두통, 근육통, 감기 증상 등과 같은 숙취를 완화시킨다. 이 증상을 완화시키는 데 목 림프절이 가장 효과적이다.

STEP 1 목 림프 청소

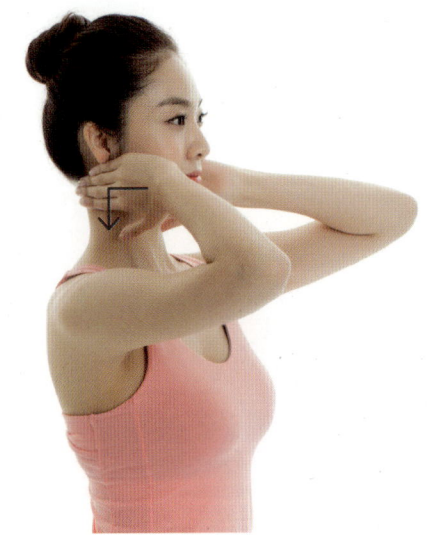

1 엄지를 제외한 네 손가락의 중간 마디를 귀 바로 밑에 댄다. 손끝 방향으로 최대한 늘이고 다시 목 아래로 늘이는 고정 원 그리기를 한다. 5회 실시한다.

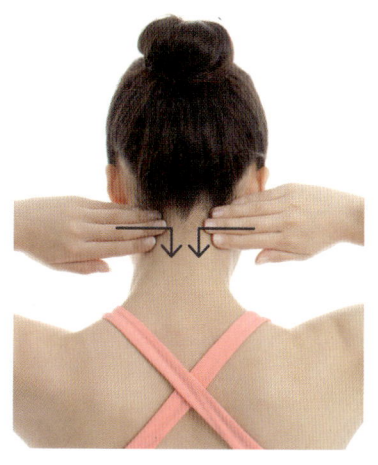

2

목덜미에 엄지를 제외한 네 손가락의 손끝이 마주 보도록 갖다 대고, 양손의 손끝 방향으로 늘이고 목 아래 방향으로 한 번 더 늘이는 고정 원 그리기를 한다. 5회 실시한다.

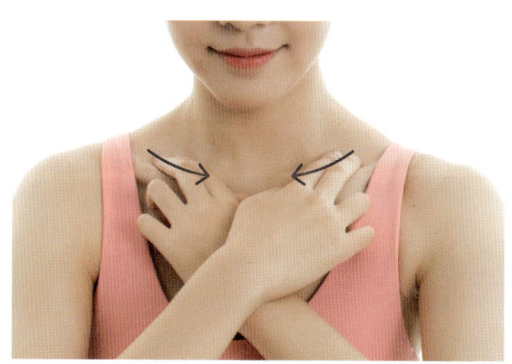

3 검지와 중지를 사용해 양쪽 쇄골 위에서 아래쪽으로 피부를 끌어당기듯이 늘인다. 5회 실시한다.

STEP 2 얼굴 림프 청소

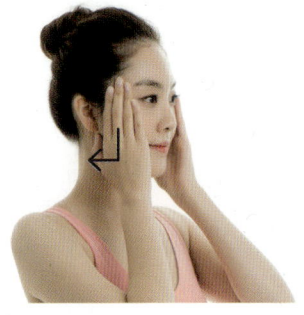

1

양쪽 관자놀이에 엄지를 제외한 네 손가락과 손바닥 전체를 갖다 대고, 아래쪽으로 최대한 늘이고 귀 뒤쪽 방향으로 한 번 더 늘이는 고정 원 그리기를 한다. 5회 실시한다.

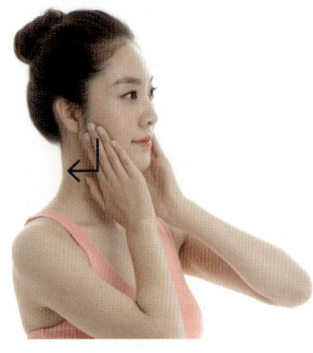

2

양쪽 턱 부위에 엄지를 제외한 네 손가락을 갖다 대고, 아래쪽으로 최대한 늘이고 귀 뒤쪽 방향으로 한 번 더 늘이는 고정 원 그리기를 한다. 5회 실시한다.

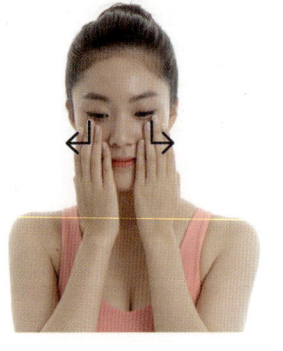

3

양 볼에 엄지를 제외한 네 손가락을 갖다 대고, 아래쪽으로 최대한 늘이고 양쪽 귀 방향으로 한 번 더 늘이는 고정 원 그리기를 한다. 5회 실시한다.

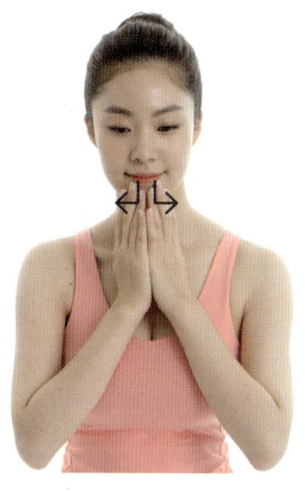

4

엄지를 제외한 네 손가락을 아래턱에 갖다 대고, 아래쪽으로 최대한 늘이고 양쪽 귀 방향으로 한 번 더 늘이는 고정 원 그리기를 한다. 5회 실시한다.

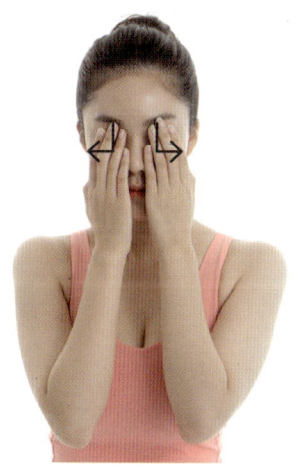

5

눈을 감고 양쪽 눈 위에 엄지를 제외한 네 손가락을 갖다 대고, 아래쪽으로 늘이고 양쪽 귀 방향으로 한 번 더 늘이는 고정 원 그리기를 한다. 5회 실시한다.

TIP 숙취는 염증이 일어났을 때의 반응과 유사하기 때문에 열이 나며 붓고 피부색이 붉어진다. 얼굴 림프 청소 마사지는 얼굴에 이러한 증상이 나타날 때 도움이 되는 마사지다.

변비

식사량이 갑자기 줄거나 스트레스로 교감신경이 항진되어 자율신경계의 균형이 깨지면 장의 움직임이 줄어 변비에 걸릴 수 있다. 대장의 방향대로 복부 림프 청소 마사지를 하면 장의 운동성이 증가하고, 목 림프 청소 마사지를 하면 교감신경의 기능이 떨어져 자율신경계가 균형을 이루며 장의 연동 운동도 촉진된다.

STEP 1 목 림프 청소

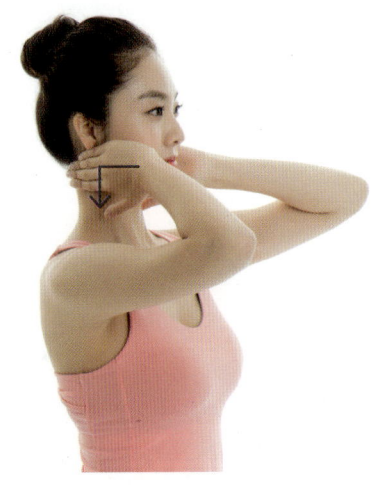

1
엄지를 제외한 네 손가락의 중간 마디를 귀 바로 밑에 댄다. 손끝 방향으로 최대한 늘이고 다시 목 아래로 늘이는 고정 원 그리기를 한다. 5회 실시한다.

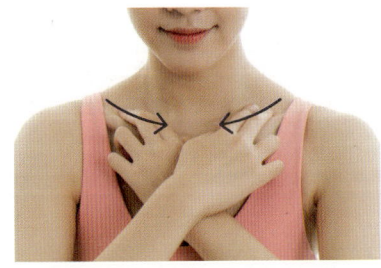

2
검지와 중지를 사용해 양쪽 쇄골 위에서 아래쪽으로 피부를 끌어당기듯이 늘인다. 5회 실시한다.

STEP 2 복부 림프 청소

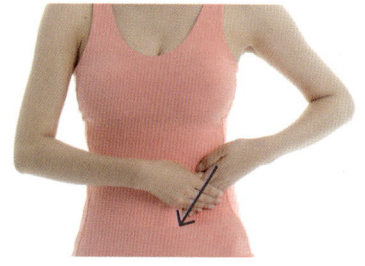

1

왼쪽 허리에 왼손을 얹고 그 위에 오른손을 포갠다. 손바닥 전체를 이용해서 왼손 손끝 방향으로 약간의 압력이 느껴질 정도로 누르면서 치골까지 쓸어내린다.

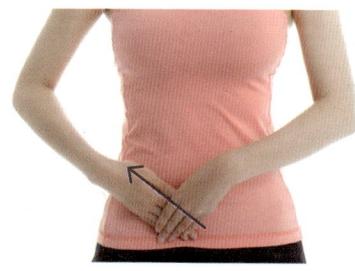

2

치골에 오른손을 대고 그 위에 왼손을 포갠다. 손바닥 전체를 이용해서 약간의 압력이 느껴질 정도로 누르면서 오른쪽 허리까지 쓸어올린다.

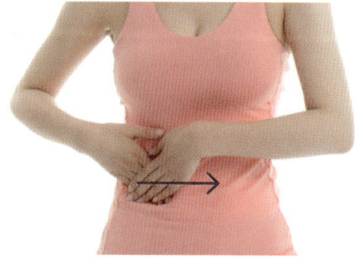

3

배꼽 라인에서 오른쪽 허리에서 왼쪽 허리 쪽으로 양손을 포개어 약간의 압력이 느껴질 정도로 누르면서 마사지한다.

TIP 복부 림프 청소 마사지는 대장의 진행 방향에 따라 시계 방향으로만 실시한다.

다리 부종

다리의 지방은 림프관을 압박해 림프 순환을 방해한다. 림프가 정체되면 다리가 붓고, 시간이 지나면서 부종이 섬유화되어 셀룰라이트가 생긴다. 다리의 부기를 빼야 가늘고 탄력 있는 다리를 만들 수 있다.

STEP 1 서혜부 림프 청소

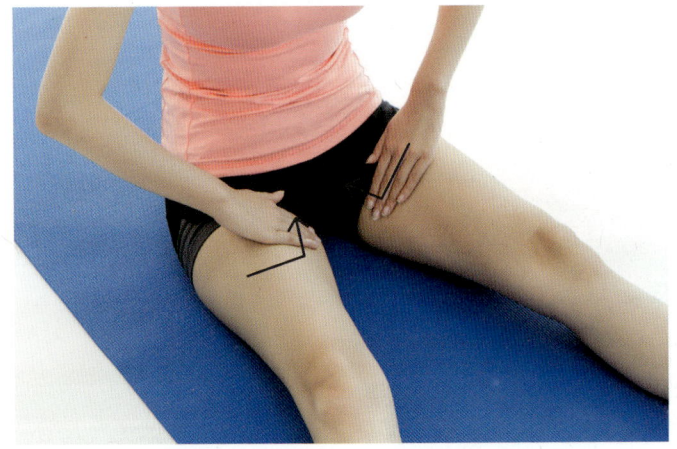

허벅지 안쪽 윗부분에 한 손씩 대고 손끝 방향으로 최대한 늘이고 서혜부 방향으로 한 번 더 늘이는 고정 원 그리기를 한다. 5회 실시한다.

STEP 2 다리 림프 청소

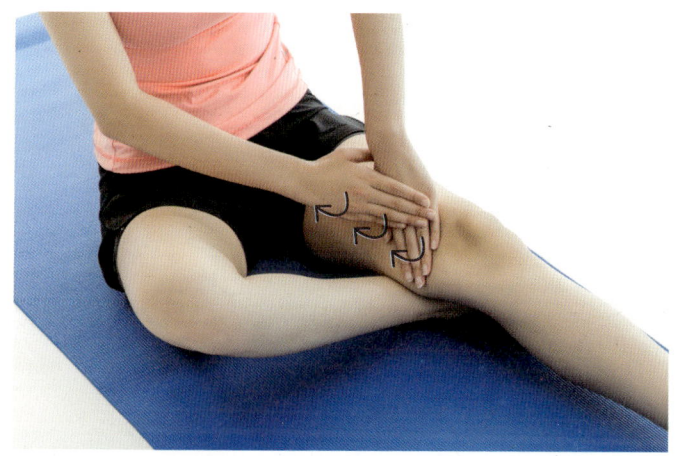

1 허벅지 내측면에 양손을 포개어 손끝 방향으로 늘이고, 서혜부 방향으로 45도 비틀면서 늘이는 말아 올리기를 서혜부 쪽으로 이동하면서 한다. 5회 실시한다.

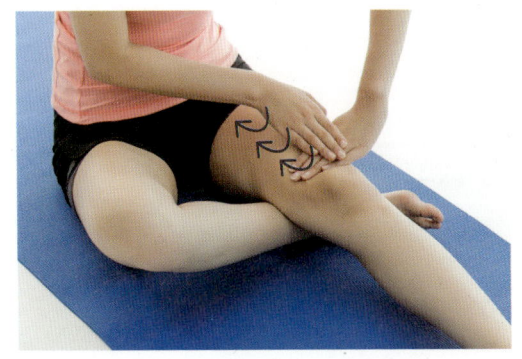

2 허벅지 전면에 양손을 포개어 손끝 방향으로 늘이고, 서혜부 방향으로 45도 비틀면서 늘이는 말아 올리기를 서혜부 쪽으로 이동하면서 한다. 5회 실시한다.

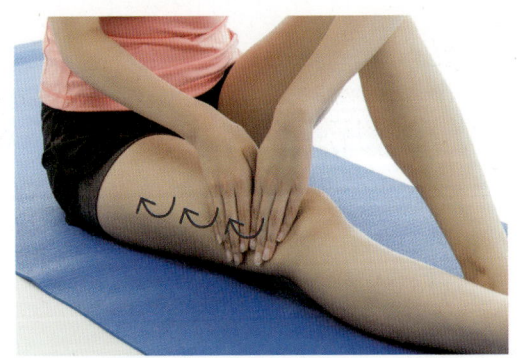

3 허벅지 외측면에 양손을 나란히 해서 손끝 방향으로 늘이고, 서혜부 방향으로 45도 비틀면서 늘이는 말아 올리기를 서혜부 쪽으로 이동하면서 한다. 5회 실시한다.

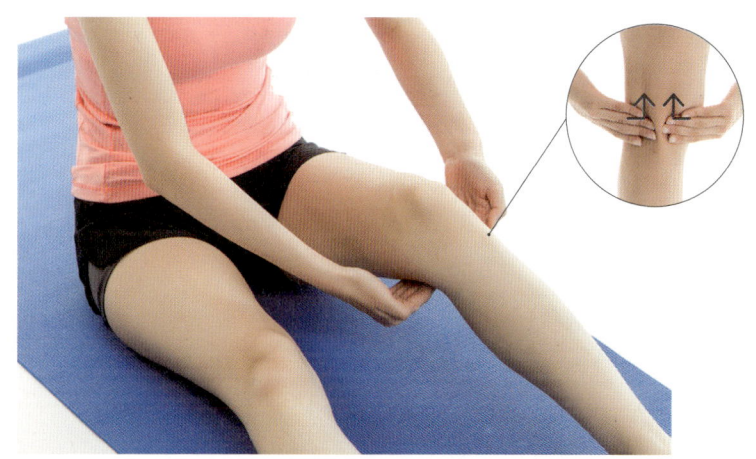

4 양손의 손가락 2개 마디 정도를 무릎 뒤쪽에 갖다 댄다. 손끝 방향으로 늘이고 엉덩이 방향으로 한 번 더 늘이는 고정 원 그리기를 한다. 5회 실시한다.

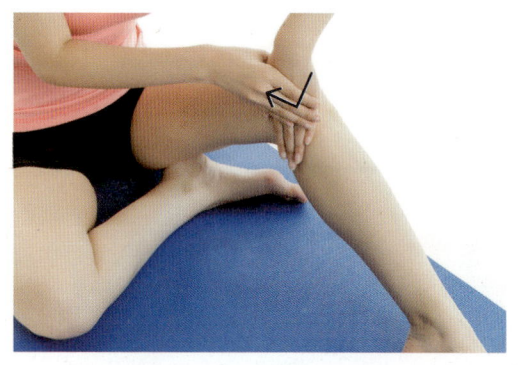

5 무릎 내측면에 양손을 포개어 손끝 방향으로 늘이고, 서혜부 방향으로 한 번 더 늘이는 고정 원 그리기를 한다. 5회 실시한다.

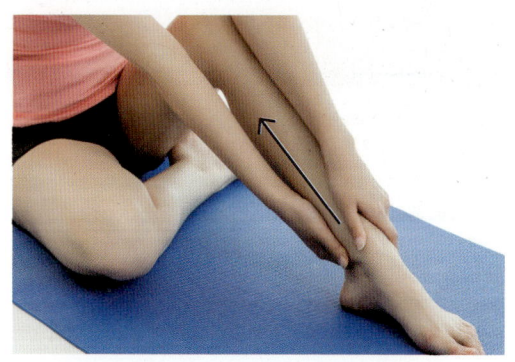

6 한 손은 발목 앞쪽을 한 손은 발목 뒤쪽을 감싸 쥔다. 양손으로 발목부터 무릎까지 늘이면서 쓸어올린다. 5회 실시한다.

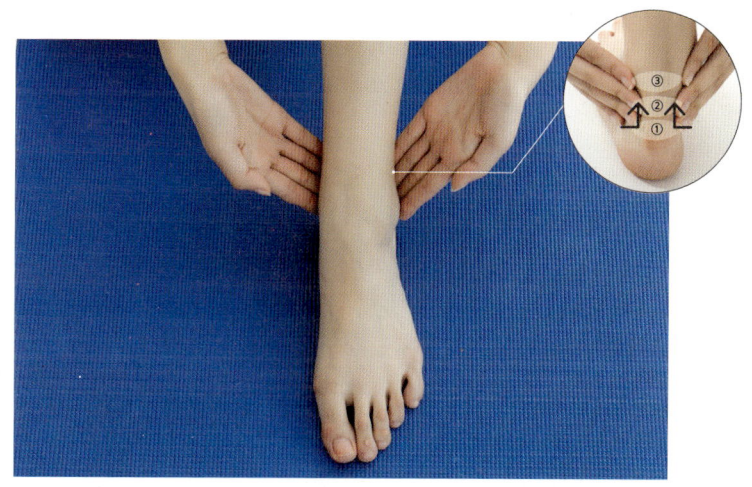

7 아킬레스건 양옆을 3군데로 나누어, 1번부터 3번까지 순서대로 마사지한다. 양손의 손가락을 마주 대고 손끝 방향으로 늘이고 종아리 방향으로 한 번 더 늘이는 고정 원 그리기를 한다. 5회 실시한다.

> **TIP** 1~7번 동작이 한 세트로, 반대쪽도 동일하게 실시한다.

PLUS PAGE

샤워하면서 하는
림프 대청소

샤워 시에는 따뜻한 물이 피부에 닿으면서 순환이 좋아지기 때문에 림프 청소 마사지를 하기에 아주 좋다. 세정제를 도포하고 난 후 또는 세정제를 씻어낸 후에 두피와 몸에 림프가 흐르는 방향으로 적절히 자극하면 림프의 흐름을 극대화시킬 수 있다.

❶ 머리를 감을 때

두피는 자주 자극하는 부위가 아니고 일상생활에서 근육 움직임도 적어서 림프가 정체되기 쉽다. 또한 요즘 현대인들은 스트레스로 인한 호르몬 분비의 불균형으로 비듬 증가와 가려움증, 발진과 염증 증상, 탈모, 편두통과 두통 등을 호소한다. 이때 두피에 림프 청소를 실시하면 이러한 증상을 완화시킬 수 있다.

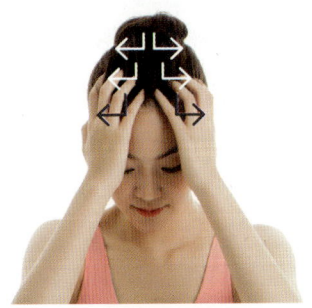

1

샴푸잉을 하면서 열 손가락으로 뒤쪽 정수리 부위에서 앞으로 두피를 늘이고 다시 양옆으로 늘이는 고정 원 그리기를 한다. 정수리부터 이마까지 부위를 이동하면서 하고, 한 지점에서 5회 이상 실시한다.

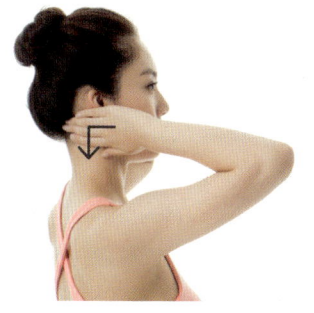

| TIP | 손톱으로 자극하면 두피나 피부에 상처가 생길 수 있다. 반드시 손가락의 지문 부위로 한다.

2

샴푸잉을 하면서 엄지를 제외한 네 손가락의 중간 마디를 귀 뒤쪽에 댄다. 손끝 방향으로 최대한 늘이고 목 아래 방향으로 한 번 더 늘이는 고정 원 그리기를 한다. 5회 실시한다.

❷ 샤워를 할 때

샤워타월을 이용하여 세정제를 도포하고 전신을 문지를 때 가능하면 림프의 흐름 방향대로 마찰하여 림프 순환을 도와준다. 특히 샤워 시에는 전신의 순환이 좋아지는 상태이므로 흐름 방향대로 자극을 준다면 효과적으로 림프 흐름을 도울 수 있다.

STEP 1 팔 림프 샤워

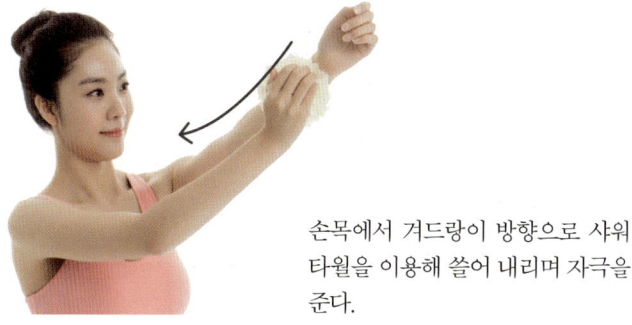

손목에서 겨드랑이 방향으로 샤워타월을 이용해 쓸어 내리며 자극을 준다.

STEP 2 가슴 림프 샤워

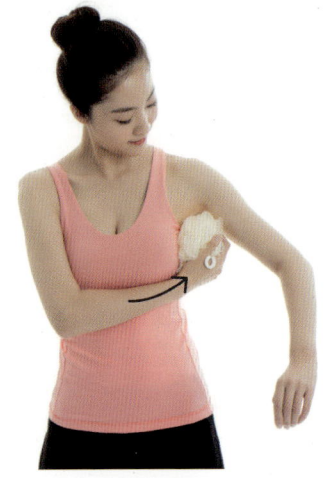

가슴 중앙 부위에서 겨드랑이 방향으로 샤워타월을 이용해 쓸어 올리며 자극을 준다.

STEP 3 복부 림프 샤워

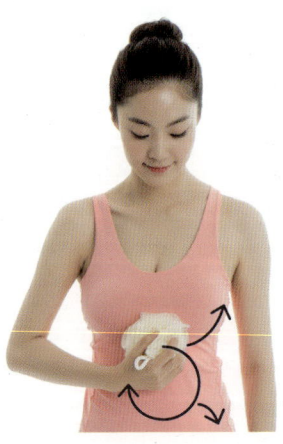

복부는 배꼽 중심에서 시계 방향으로 문지른다. 배꼽에서 위쪽으로는 겨드랑이 방향으로 쓸어 올리고, 배꼽 아래 부분은 서혜부 방향으로 쓸어 내린다.

STEP 4 다리 림프 샤워

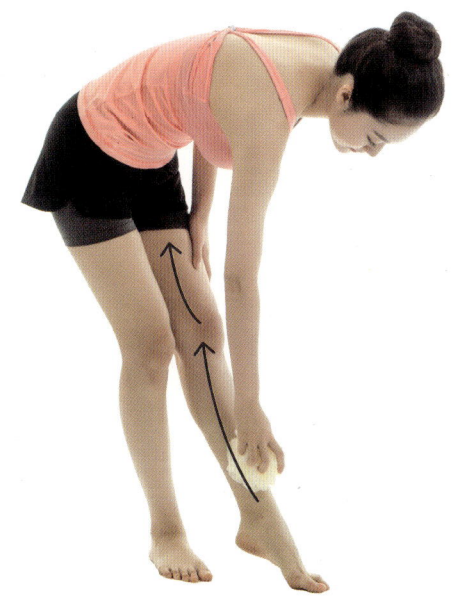

발목에서 시작해서 무릎 내측 방향으로 올라가면서 샤워타월로 마사지한다. 무릎 내측에서 시작해서 허벅지 내측, 서혜부 방향으로 올라가면서 마사지한다.

통증별
림프 청소 마사지

긴장하면 머리를 싸고 있는 근육이 수축되어 통증이 온다. 일시적인 통증이라면 큰 문제가 없지만, 만성이 되면 혈액의 흐름이 막히고 노폐물이 쌓여 증상이 악화되고 이차적인 통증도 생긴다. 림프 청소를 하면 정신적, 심리적으로 안정될 뿐 아니라 얼굴 모양과 체형이 바뀌는 효과도 있다.

두통

STEP 1 목 림프 청소

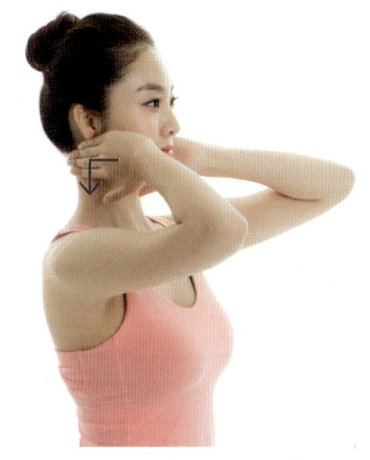

1

엄지를 제외한 네 손가락의 중간 마디를 귀 바로 밑에 댄다. 손끝 방향으로 최대한 늘이고 다시 목 아래로 늘이는 고정 원 그리기를 한다. 5회 실시한다.

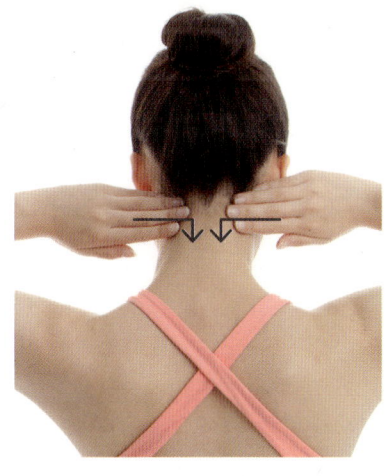

2

목덜미에 엄지를 제외한 네 손가락의 손끝이 마주 보도록 갖다 대고, 양손의 손끝 방향으로 늘이고 목 아래 방향으로 한 번 더 늘이는 고정 원 그리기를 한다. 5회 실시한다.

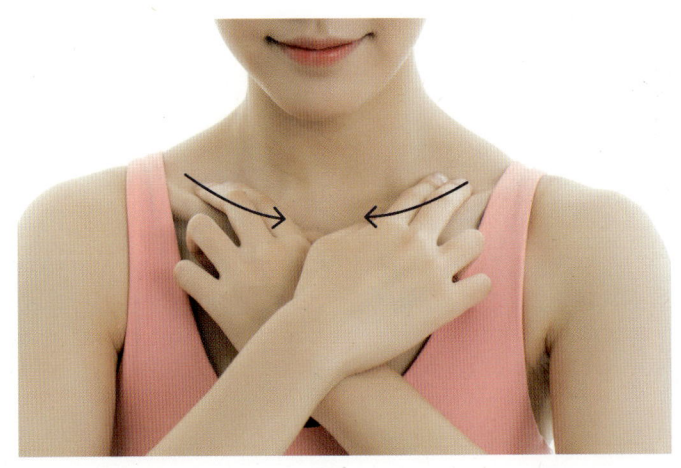

3 검지와 중지를 사용해 양쪽 쇄골 위에서 아래쪽으로 피부를 끌어당기듯이 늘인다. 5회 실시한다.

STEP 2 두피 림프 청소

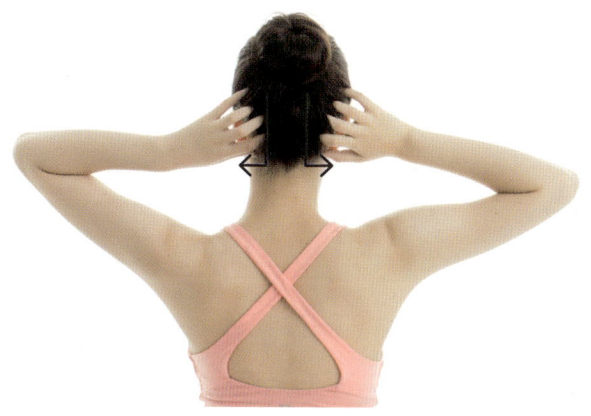

1 엄지를 제외한 네 손가락으로 뒤통수를 감싸듯 쥐고 지문부에 힘을 주어 두피를 아래로 당기고 양쪽 귀 방향으로 한 번 더 늘이는 고정 원 그리기를 한다. 5회 실시한다.

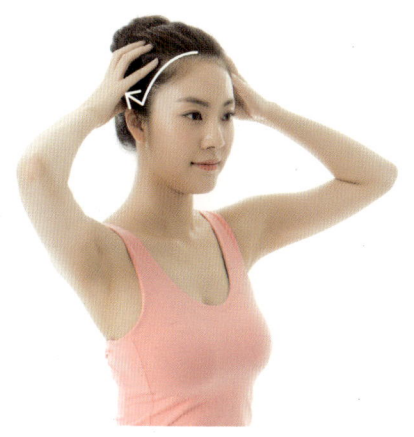

2 정수리 부위에 열 손가락의 지문부를 이용하여 두피를 아래로 당기고 양쪽 귀 방향으로 한 번 더 늘이는 고정 원 그리기를 한다. 5회 실시한다.

턱관절 통증

스트레스, 비대칭, 잘못된 생활습관 등으로 턱관절 통증을 호소하는 사람들이 많아졌다. 턱관절 통증이 심한 경우는 두통과 목, 어깨 통증까지 이어진다. 목 주변 림프절을 늘여주고 목과 얼굴에 집중적으로 모여 있는 림프절을 중심으로 청소를 해주면 통증 완화에 도움이 되고, 턱의 기능도 살려준다.

STEP 1 목 림프 신장 운동

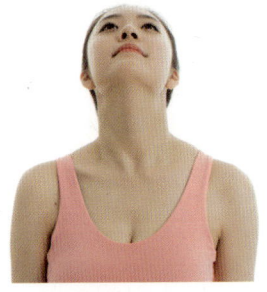

1

고개를 뒤로 최대한 젖힌다. 이때 목 림프절이 늘어나는 느낌이 나야 한다. 5초간 유지하고, 5회 실시한다.

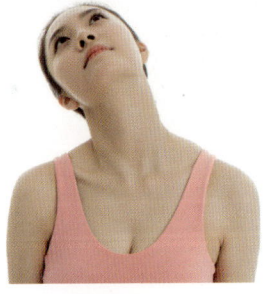

2

목을 좌우로 최대한 늘인다. 5회 실시한다.

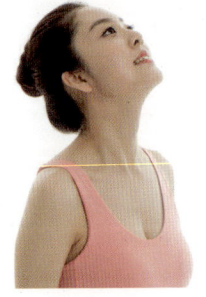

3

고개를 뒤로 최대한 젖힌 상태에서 아래턱을 앞으로 내밀며 '으' 소리를 낸다. 5회 실시한다.

STEP 2 목 림프 청소

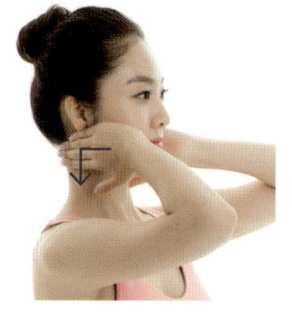

1

엄지를 제외한 네 손가락의 중간 마디를 귀 바로 밑에 댄다. 손끝 방향으로 최대한 늘이고 다시 목 아래로 늘이는 고정 원 그리기를 한다. 5회 실시한다.

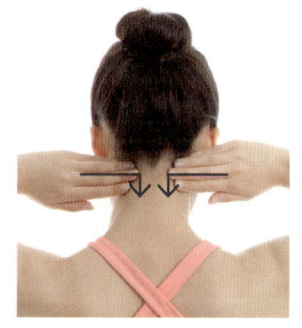

2

목덜미에 엄지를 제외한 네 손가락의 손끝이 마주 보도록 갖다 대고, 양손의 손끝 방향으로 늘이고 목 아래 방향으로 한 번 더 늘이는 고정 원 그리기를 한다. 5회 실시한다.

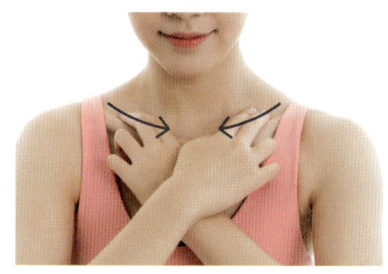

3

검지와 중지를 사용해 양쪽 쇄골 위에서 아래쪽으로 피부를 끌어당기듯이 늘인다. 5회 실시한다.

STEP 3 턱관절 근육 풀어주기

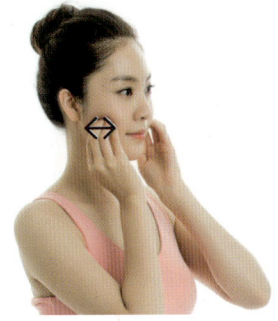

귓불 앞쪽에 손가락 끝을 대고, 약간 강하게 앞뒤로 왔다 갔다 하면서 턱관절 주변 근육을 풀어주어, 통증 물질이 림프로 원활히 빠져나갈 수 있도록 한다. 10회 실시한다.

STEP 4 얼굴 림프 청소

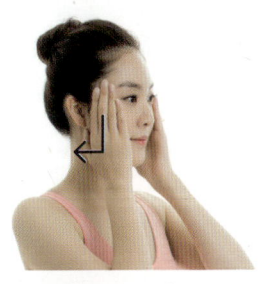

1

양쪽 관자놀이에 엄지를 제외한 네 손가락과 손바닥 전체를 갖다 대고, 아래쪽으로 최대한 늘이고 귀 뒤쪽 방향으로 한 번 더 늘이는 고정 원 그리기를 한다. 5회 실시한다.

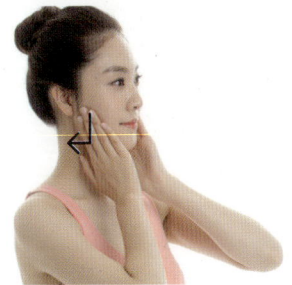

2

양쪽 턱 부위에 엄지를 제외한 네 손가락을 갖다 대고, 아래쪽으로 최대한 늘이고 귀 뒤쪽 방향으로 한 번 더 늘이는 고정 원 그리기를 한다. 5회 실시한다.

장시간 스마트폰과 컴퓨터 사용으로 팔꿈치와 손목 통증을 호소하는 사람이 늘고 있다. 특히 컴퓨터 작업은 마우스나 키보드 사용으로 손목에 있는 터널이 압박되어 신경이 자극을 받아 손의 통증, 저림 등 다양한 증상을 보인다. 림프 청소 마사지는 손목과 팔꿈치의 통증을 완화시키고 근육을 부드럽게 해준다.

팔꿈치, 손목 통증

STEP 1 목 림프 청소

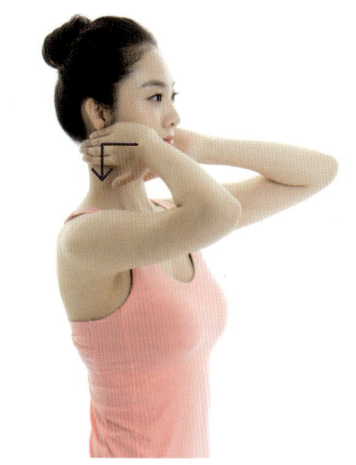

1

엄지를 제외한 네 손가락의 중간 마디를 귀 바로 밑에 댄다. 손끝 방향으로 최대한 늘이고 다시 목 아래로 늘이는 고정 원 그리기를 한다. 5회 실시한다.

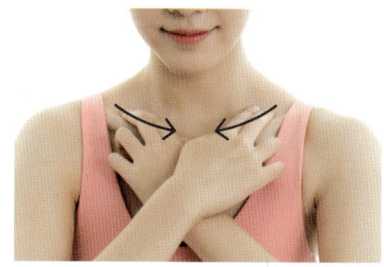

2

검지와 중지를 사용해 양쪽 쇄골 위에서 아래쪽으로 피부를 끌어당기듯이 늘인다. 5회 실시한다.

STEP 2 겨드랑이 림프 청소

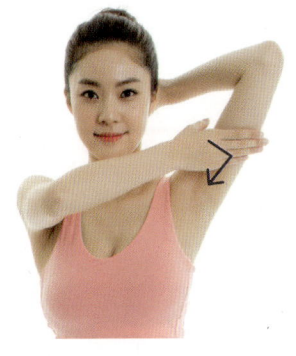

1

겨드랑이를 팔 쪽, 몸통, 겨드랑이 가운데 쪽 세 부분으로 나눈다. 먼저 팔 쪽에 손바닥과 팔이 직각이 되게 하여 손끝 방향으로 최대한 늘이고 겨드랑이 쪽으로 한 번 더 늘이는 고정 원 그리기를 한다. 5회 실시하고, 반대쪽도 실시한다.

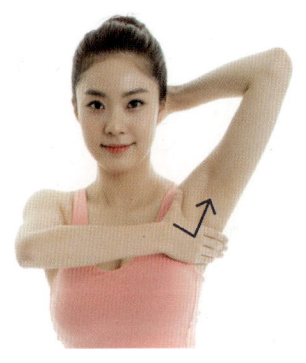

2

몸통 쪽에 손바닥과 몸통이 직각이 되게 하여 뒤로 늘이고 겨드랑이 쪽으로 한 번 더 늘이는 고정 원 그리기를 한다. 5회 실시하고, 반대쪽도 실시한다.

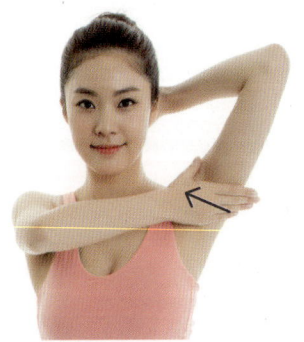

3

겨드랑이 중앙 부위에 손바닥 전체를 위치시키고 앞쪽으로 당겨 피부를 늘인다. 5회 실시하고, 반대쪽도 실시한다.

STEP 3 통증 부위 림프 청소

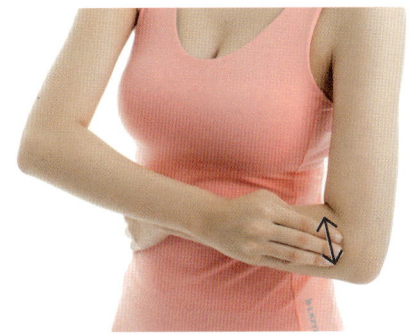

1 팔꿈치 통증이 있는 경우 검지, 중지, 약지 세 손가락의 지문부를 이용해 아픈 부위(팔꿈치 내측 또는 외측)를 좌우 방향으로 약간의 압을 주며 마사지한다. 5회 실시한다.

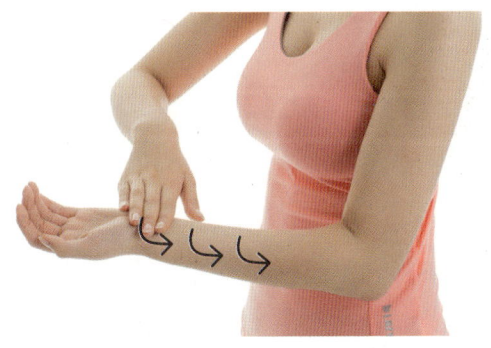

2 손목 통증이 있는 경우 안쪽 손목에 엄지를 제외한 네 손가락을 갖다 대고 손끝 방향으로 늘이고 팔꿈치 방향으로 45도 비틀면서 늘이는 말아 올리기를 팔꿈치 쪽으로 이동하면서 한다. 5회 실시한다.

목, 어깨 통증

목, 어깨 등 근골격계의 통증은 잘못된 자세 때문에 생기는 경우가 많다. 오랫동안 책상에 앉아서 책을 보거나 컴퓨터 작업을 하면 목 뒤 근육과 어깨 근육이 지속적으로 긴장해 혈액 순환이 안 되고 노폐물이 쌓여 결린다. 목과 뒷머리를 중심으로 노폐물을 배출하고 어깨 위 승모근을 집중적으로 푼다.

STEP 1 목 림프 청소

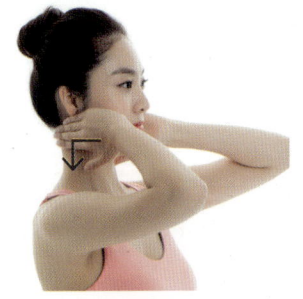

1

엄지를 제외한 네 손가락의 중간 마디를 귀 바로 밑에 댄다. 손끝 방향으로 최대한 늘이고 다시 목 아래로 늘이는 고정 원 그리기를 한다. 5회 실시한다.

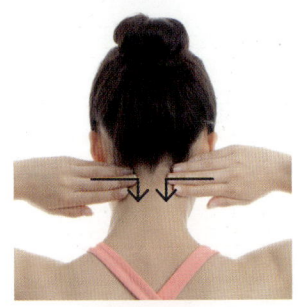

2

목덜미에 엄지를 제외한 네 손가락의 손끝이 마주 보도록 갖다 대고, 양손의 손끝 방향으로 늘이고 목 아래 방향으로 한 번 더 늘이는 고정 원 그리기를 한다. 5회 실시한다.

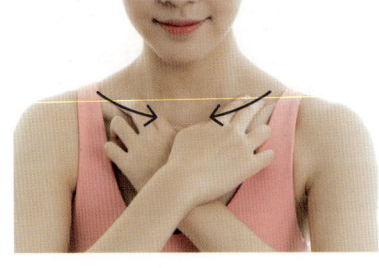

3

검지와 중지를 사용해 양쪽 쇄골 위에서 아래쪽으로 피부를 끌어당기듯이 늘인다. 5회 실시한다.

STEP 2 승모근 주변 림프 청소

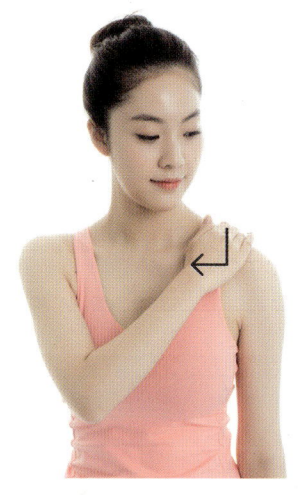

1
어깨에 한 손을 얹고 손바닥 전체를 이용해 앞쪽으로 당긴 후 몸 중앙 쪽으로 쓸어 내리며 마사지한다. 5회 실시하고, 반대쪽도 실시한다.

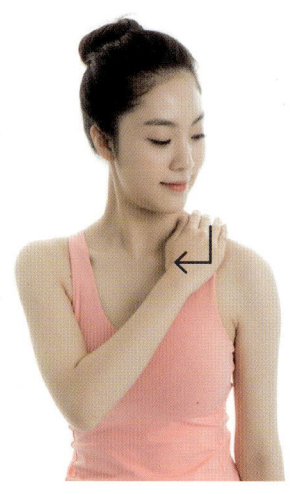

2
목 바로 옆에 한 손을 얹고 손바닥 전체를 이용해 앞쪽으로 당긴 후 몸 중앙 쪽으로 천천히 쓸어 내리며 마사지한다. 5회 실시하고, 반대쪽도 실시한다.

생리통

생리통의 원인은 프로스타글라딘이라는 자궁 수축을 돕는 호르몬에 의해 발생한다. 이 호르몬이 과하게 분비될 경우 자궁 수축이 심하게 일어나는데, 이때 통증이 발생한다. 림프 청소 마사지를 하면 림프 순환을 도와 과도하게 분비된 프로스타글라딘을 감소시키고, 교감신경을 이완시켜 통증을 완화시켜준다.

STEP 1 목 림프 청소

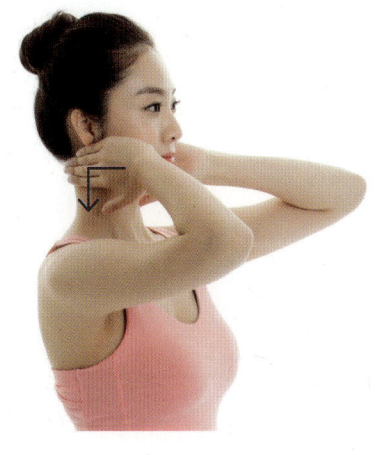

1
엄지를 제외한 네 손가락의 중간 마디를 귀 바로 밑에 댄다. 손끝 방향으로 최대한 늘이고 다시 목 아래로 늘이는 고정 원 그리기를 한다. 5회 실시한다.

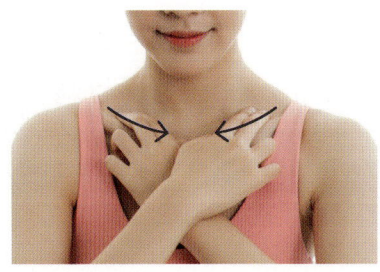

2
검지와 중지를 사용해 양쪽 쇄골 위에서 아래쪽으로 피부를 끌어당기듯이 늘인다. 5회 실시한다.

STEP 2 서혜부 림프 청소

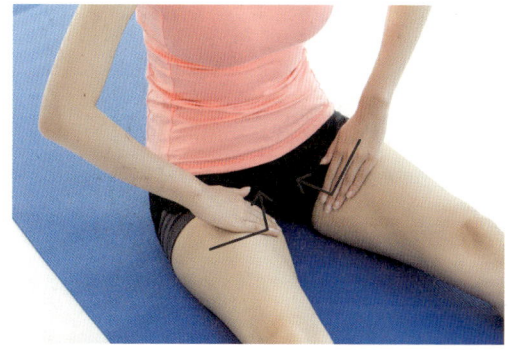

허벅지 안쪽 윗부분에 한 손씩 대고 손끝 방향으로 최대한 늘이고 서혜부 방향으로 한 번 더 늘이는 고정 원 그리기를 한다. 5회 실시한다.

STEP 3 복부 림프 청소

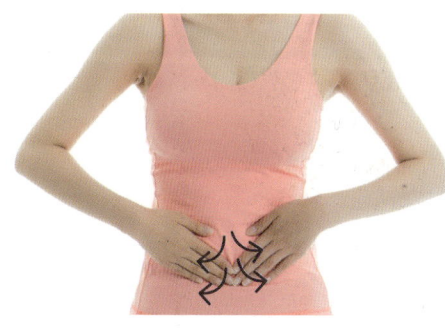

양손의 손바닥을 배꼽 가까이에 갖다 댄다. 한 손씩 손끝 방향으로 늘이고 서혜부 방향으로 45도 비틀면서 늘이는 말아 올리기를 서혜부 쪽으로 이동하면서 한다. 5회 실시한다.

> **TIP** 이때 양손을 함께 실시하는 것이 아니라 한 손씩 교대로 실시한다.

예뻐지는 림프 청소 마사지

여드름 없애기

여드름은 각질 세포가 피지와 엉겨 모낭 입구를 막아서 생기기 때문에 각질 세포를 정리하고 피지 분비를 조절해야 한다. 림프 청소를 하면 염증을 일으키는 지방산이 줄고, 자율신경 중추의 흥분성이 가라앉아 남성호르몬이 덜 분비되어 피지 분비가 줄어든다. 백혈구의 식균 작용을 줄여 흉터를 치료하는 효과도 있다.

STEP 1 목 림프 청소

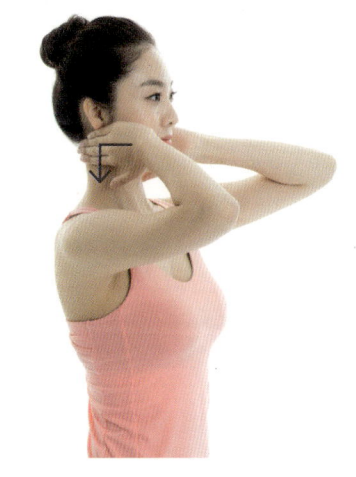

1
엄지를 제외한 네 손가락의 중간 마디를 귀 바로 밑에 댄다. 손끝 방향으로 최대한 늘이고 다시 목 아래로 늘이는 고정 원 그리기를 한다. 5회 실시한다.

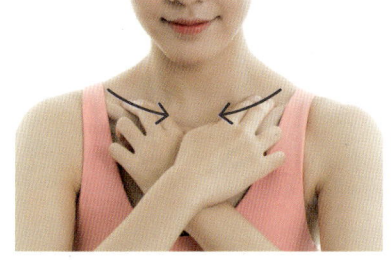

2
검지와 중지를 사용해 양쪽 쇄골 위에서 아래쪽으로 피부를 끌어당기듯이 늘인다. 5회 실시한다.

STEP 2 염증 물질 없애기

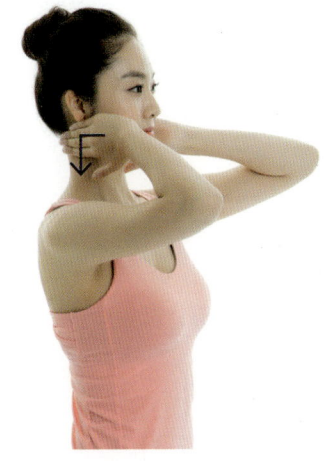

1

엄지를 제외한 네 손가락의 중간 마디를 귀 바로 밑에 댄다. 손끝 방향으로 최대한 늘이고 다시 목 아래로 늘이는 고정 원 그리기를 한다. 5회 실시한다.

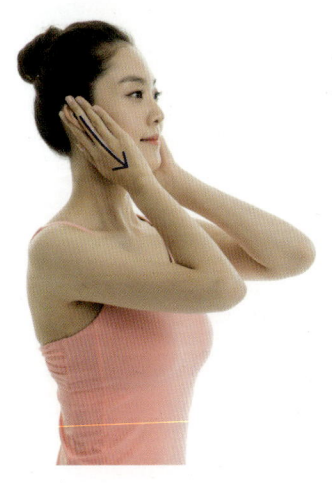

2

양쪽 귀를 검지와 중지 사이에 끼워서 귀 앞뒤의 피부를 턱 중앙 쪽으로 최대한 당겨 늘인다. 5회 실시한다.

TIP 염증성 여드름이 심하면 그 부분을 피해서 하는 것이 좋다.

STEP 3 여드름 흉터 없애기

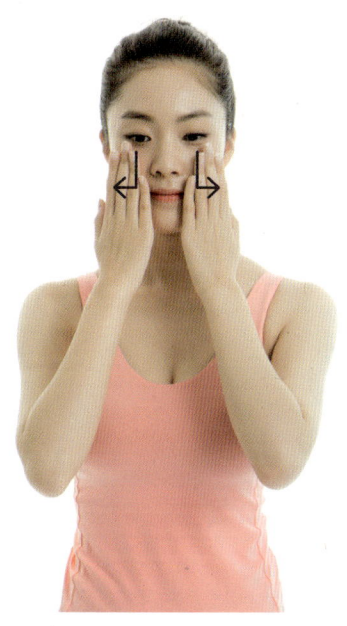

손바닥으로 여드름 흉터가 있는 부분을 아래쪽으로 늘이고 양쪽 귀 방향으로 한 번 더 늘이는 고정 원 그리기를 한다. 흉터가 있는 곳마다 5회씩 실시한다.

> **TIP** 각질을 제거하고 진정 효과가 있는 팩을 한 뒤에 하면 더욱 좋다.

이목구비 살리고 주름 없애기

얼굴에 탄력이 떨어지면 이목구비가 두루뭉술해져 인상이 밋밋해진다. 입체적이고 또렷한 얼굴을 만들려면 노폐물을 없애 부기를 가라앉혀야 한다. 진피층의 노폐물이 원활하게 배출되면 섬유아세포의 활동성이 높아지고 콜라겐 합성이 잘 되며 변질된 콜라겐이 없어져 주름도 완화된다.

STEP 1 목 림프 청소

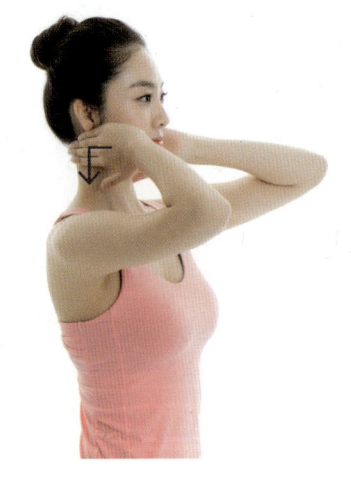

1

엄지를 제외한 네 손가락의 중간 마디를 귀 바로 밑에 댄다. 손끝 방향으로 최대한 늘이고 다시 목 아래로 늘이는 고정 원 그리기를 한다. 5회 실시한다.

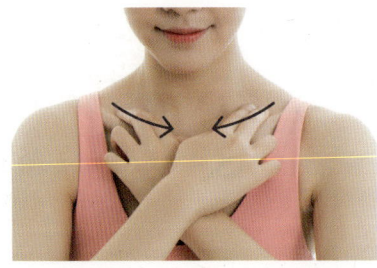

2

검지와 중지를 사용해 양쪽 쇄골 위에서 아래쪽으로 피부를 끌어당기듯이 늘인다. 5회 실시한다.

STEP 2 얼굴 림프 청소

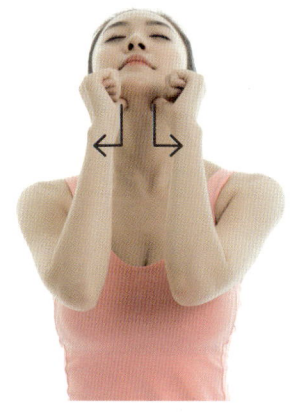

1

턱 밑에 양쪽 엄지의 지문부를 갖다 댄다. 턱 밑에서 목 방향으로 늘이고 턱 양옆으로 한 번 더 늘이는 고정 원 그리기를 한다. 5회 실시한다.

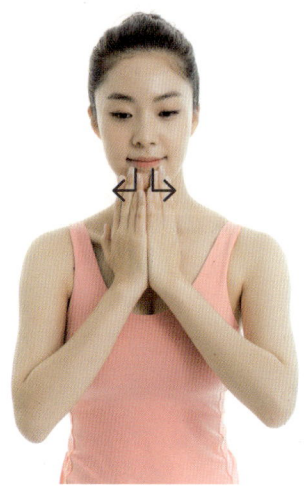

2

엄지를 제외한 네 손가락을 턱 밑에 갖다 댄다. 아래쪽으로 늘이고 턱 라인을 따라서 귀 방향으로 한 번 더 늘이는 고정 원 그리기를 한다. 5회 실시한다.

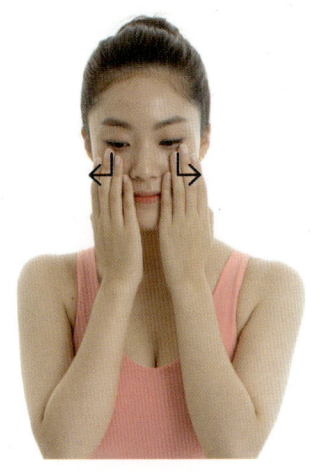

3

양 볼에 엄지를 제외한 네 손가락을 갖다 대고, 아래쪽으로 최대한 늘이고 양쪽 귀 방향으로 한 번 더 늘이는 고정 원 그리기를 한다. 5회 실시한다.

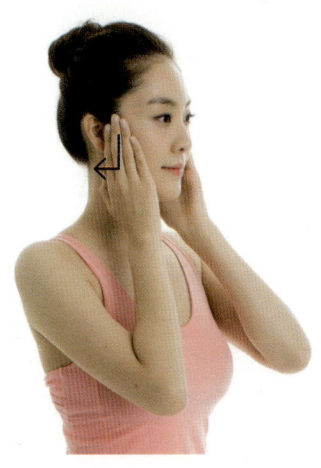

4

엄지를 제외한 네 손가락을 양쪽 귀 앞에 갖다 댄다. 아래쪽으로 늘이고 양쪽 귀 방향으로 한 번 더 늘이는 고정 원 그리기를 한다. 5회 실시한다.

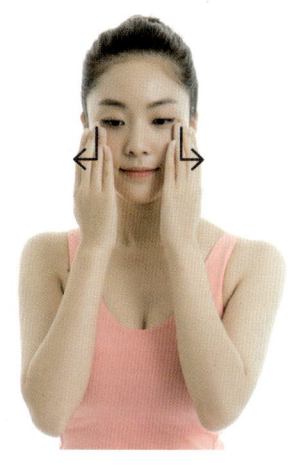

5

검지, 중지, 약지 세 손가락을 나란히 양쪽 눈 밑에 갖다 댄다. 아래쪽으로 늘이고 양쪽 귀 방향으로 한 번 더 늘이는 고정 원 그리기를 한다. 5회 실시한다.

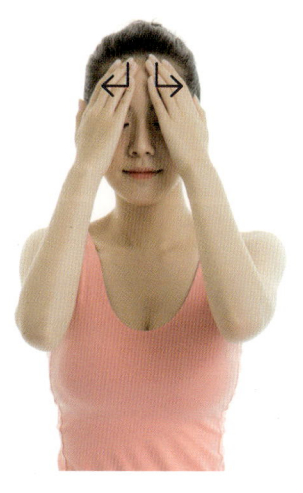

6

엄지를 제외한 네 손가락의 중간 마디를 이마에 갖다 댄다. 아래쪽으로 늘이고 관자놀이 방향으로 한 번 더 늘이는 고정 원 그리기를 한다. 5회 실시한다.

매끈하고 탄력 있는 팔 만들기

나이가 들면 팔이 굵어지고 탄력도 떨어진다. 살이 찌지 않아도 겨드랑이 림프의 순환이 원활하지 않으면 팔뚝의 위쪽과 뒤쪽에 셀룰라이트가 생긴다. 팔 림프절과 겨드랑이 림프절을 자극하면 매끈하고 탄력 있는 팔을 만들 수 있다.

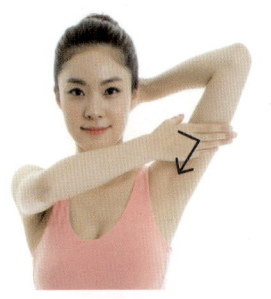

1

겨드랑이를 팔 쪽, 몸통 쪽, 겨드랑이 가운데 세 부분으로 나눈다. 먼저 팔 쪽에 손바닥과 팔이 직각이 되게 위치시킨다. 손끝 방향으로 최대한 늘이고 겨드랑이 쪽으로 한 번 더 늘이는 고정 원 그리기를 한다. 5회 실시한다.

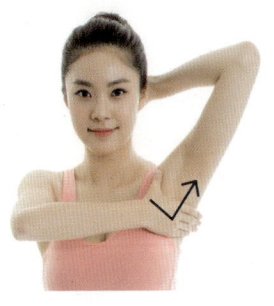

2

몸통 쪽에 손바닥과 몸통이 직각이 되게 하여 뒤로 늘이고 겨드랑이 쪽으로 한 번 더 늘이는 고정 원 그리기를 한다. 5회 실시한다.

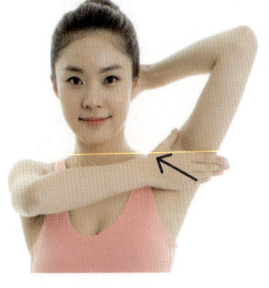

3

겨드랑이 중앙 부위에 손바닥 전체를 위치시키고 앞쪽으로 당겨 피부를 늘인다. 5회 실시한다.

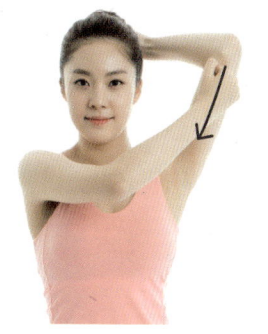

4

팔을 구부려 뒤통수에 갖다 대고. 반대쪽 손은 주먹을 쥐고 구부린 팔의 안쪽을 팔꿈치부터 겨드랑이까지 쓸어내린다. 5회 실시한다.

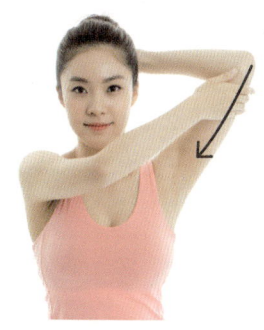

5

팔의 안쪽을 손바닥으로 팔꿈치부터 겨드랑이까지 늘이면서 쓰다듬는다. 5회 실시한다.

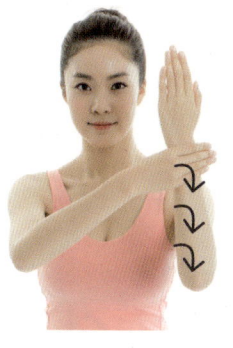

6

엄지를 제외한 네 손가락을 이용해 손등 쪽 손목부터 팔꿈치로 이동하면서 손끝 방향으로 늘이고 팔꿈치 방향으로 45도 비틀면서 늘이는 말아 올리기를 팔꿈치 쪽으로 이동하면서 한다. 5회 실시한다.

> **TIP** 1~6번 동작이 한 세트로, 반대쪽도 동일하게 실시한다.

뱃살 없애기

뱃살이 많다는 것은 피하지방이 많다는 것이다. 고혈압과 같은 성인병이나 요통을 일으키는 원인이 되기 때문에 뱃살을 줄이는 것은 외관상은 물론 건강면에서도 매우 의미가 있다. 적절한 운동과 함께 림프 청소 마사지를 꾸준히 하면 내장지방 감소에 탁월한 효과가 있다.

STEP 1 서혜부로 모으기

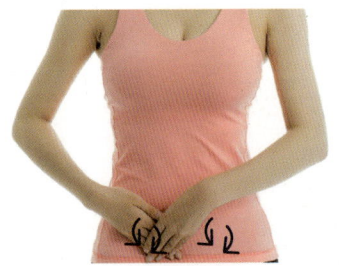

배꼽을 중심으로 수평선을 그었을 때 배꼽 아래쪽에 양손을 포개어 대고 서혜부 방향으로 밀어내듯이 쓸어 모은다. 배꼽 아래쪽을 좌우로 움직이며 5회 실시한다.

STEP 2 겨드랑이로 모으기

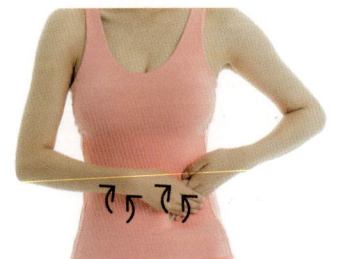

배꼽을 중심으로 수평선을 그었을 때 배꼽 위쪽에 양손을 포개어 대고 겨드랑이 방향으로 밀어올리듯이 쓸어 모은다. 배꼽 위쪽을 좌우로 움직이며 5회 실시한다.

STEP 3 지방 분해 마사지

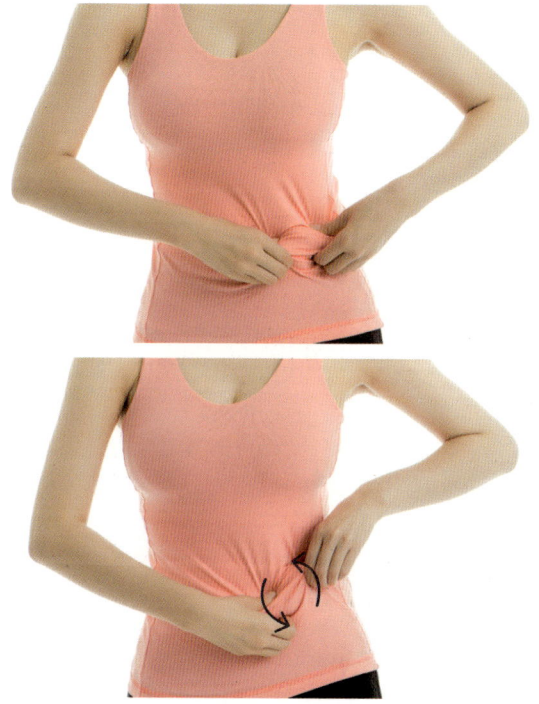

양손을 이용해서 뱃살이 있는 부분을 손가락으로 잡는다. 제자리에서 양손을 위아래로 비튼다. 뱃살이 많은 부분은 모두 실시한다. 한곳에서 5회씩 실시한다.

다리 셀룰라이트 없애기

림프가 오랫동안 정체되면 셀룰라이트가 생긴다. 셀룰라이트는 비만인 사람뿐 아니라 여성호르몬의 영향으로 마른 사람에게도 나타난다. 보기에도 좋지 않고 림프 순환을 방해해 다리 부종을 유발하기 때문에 생기기 전에 예방하는 것이 중요하다.

STEP 1 서혜부 림프 청소

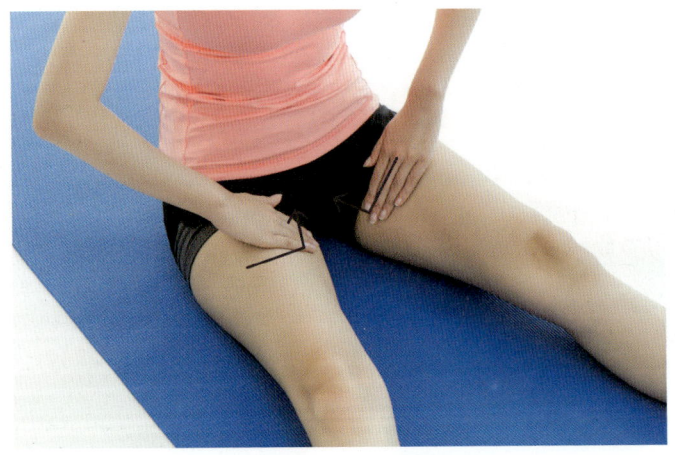

허벅지 안쪽 윗부분에 한 손씩 대고 손끝 방향으로 최대한 늘이고 서혜부 방향으로 한 번 더 늘이는 고정 원 그리기를 한다. 5회 실시한다.

STEP 2 다리 림프 청소

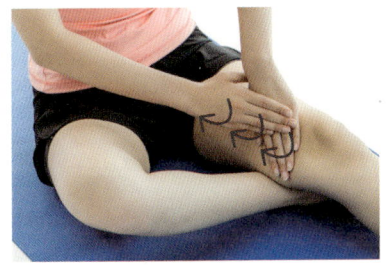

1

허벅지 내측면에 양손을 포개어 손끝 방향으로 늘이고, 서혜부 방향으로 45도 비틀면서 늘이는 말아 올리기를 서혜부 쪽으로 이동하면서 한다. 5회 실시한다.

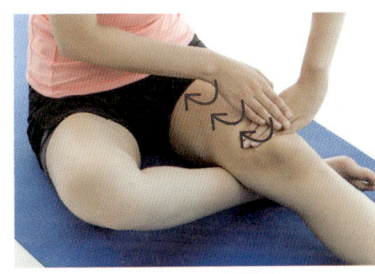

2

허벅지 전면에 양손을 포개어 손끝 방향으로 늘이고, 서혜부 방향으로 45도 비틀면서 늘이는 말아 올리기를 서혜부 쪽으로 이동하면서 한다. 5회 실시한다.

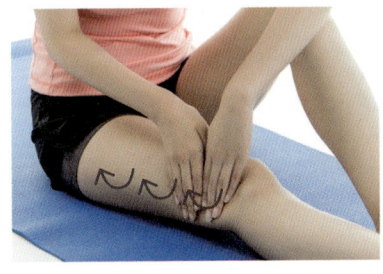

3

허벅지 외측면에 양손을 나란히 해서 손끝 방향으로 늘이고, 서혜부 방향으로 45도 비틀면서 늘이는 말아 올리기를 서혜부 쪽으로 이동하면서 한다. 5회 실시한다.

STEP 3 셀룰라이트 깨기

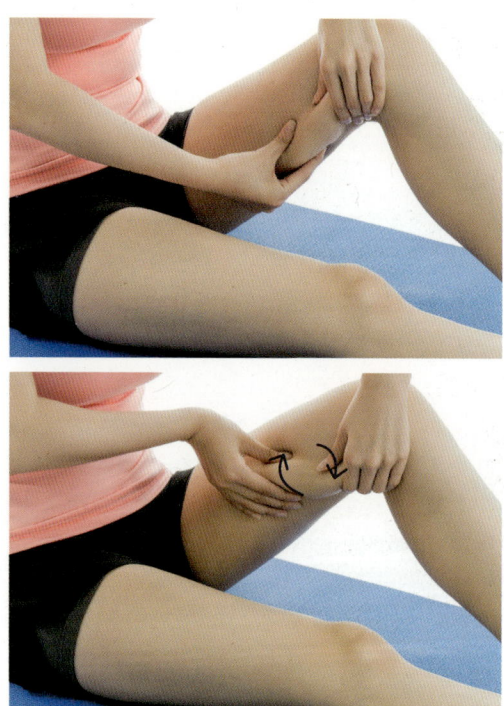

1 무릎을 세우고 허벅지 안쪽의 셀룰라이트를 양손으로 잡고 비틀며 섬유화된 셀룰라이트를 깨뜨린다. 허벅지 바깥쪽도 동일하게 실시한다. 한곳에서 5회 이상 실시한다.

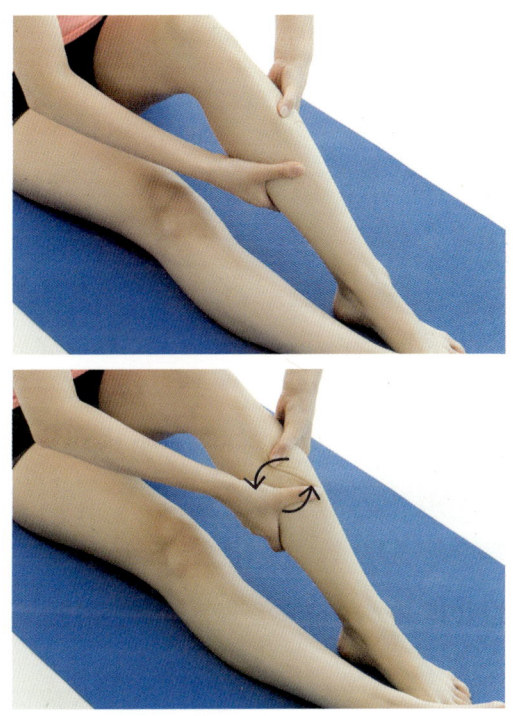

2 종아리를 양손으로 잡고 비틀며 섬유화된 셀룰라이트를 깨뜨린다. 5회 이상 실시한다.

> **TIP** 섬유화 진행 상태에 따라 강하게 적용한다.

림프 청소 마사지와 함께하면
효과 2배, 림프 체조

림프 청소 마사지를 하기 전에 림프 체조를 먼저 하면 림프 청소 마사지의 효과가 배가된다. 림프액은 림프관과 림프절이 늘어나는 자극에 민감하게 반응한다. 림프관을 자극하는 진동과 신체 각 부위를 늘이는 림프 체조는 림프관의 운동성을 극대화시킨다. 림프 체조는 단독으로 해도 좋다.

❶ 손발 털기

신체는 중력의 영향으로 림프액이 항상 상행해야 하는 부담을 가지고 있다. 하지만 손발을 위로 향하게 하여 손발을 털면 림프액의 이동이 촉진된다. 림프 체조 전에 해도 좋고, 림프 청소 마사지를 하기 전에 해도 아주 좋다.

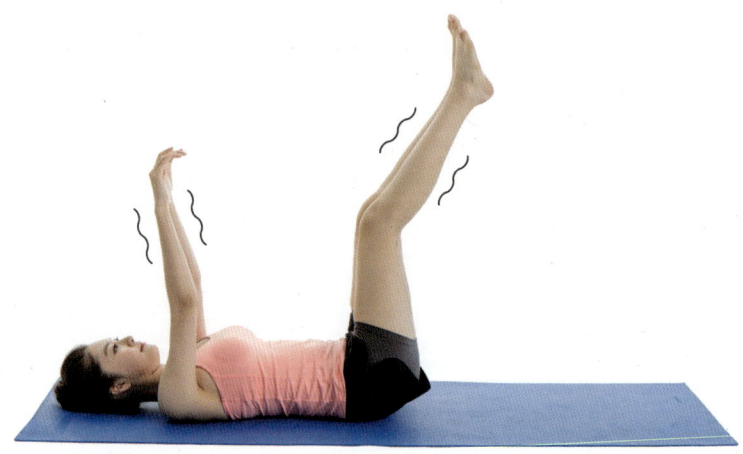

등을 대고 누워서 손발을 하늘을 향해 들고 흔든다. 10초간 실시한다.

❷ 목 림프 체조

목은 얼굴과 머리의 림프액이 내려오는 길목이며 쇄골뼈 근처에는 전신의 림프액 종착지인 터미너스(Terminus)가 있다. 현대인들은 장시간 스마트폰과 컴퓨터를 사용함으로써 거북목과 일자목이 많이 생기고 이로 인해 림프의 흐름이 많이 저하되어 있다. 어깨 통증 및 두통과 얼굴 부종, 얼굴선과 어깨선이 무너지는 증상을 완화시키는 데 좋은 체조다.

목 앞뒤 스트레칭

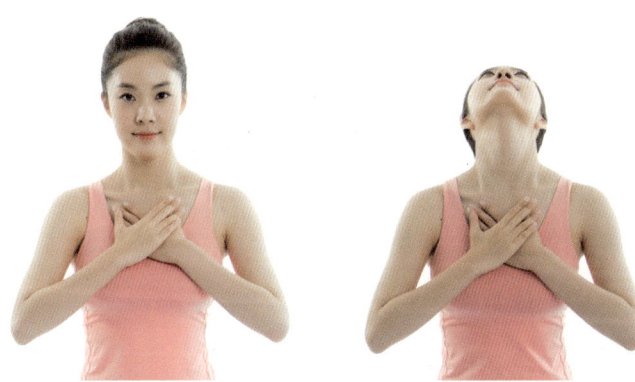

1 양손을 포개 쇄골뼈 사이에 갖다 댄다. 숨을 내쉬면서 고개를 뒤로 젖혀 목 앞쪽을 늘이고 5초간 유지한다. 5회 실시한다.

TIP 이때 몸까지 뒤로 젖혀지지 않도록 주의한다.

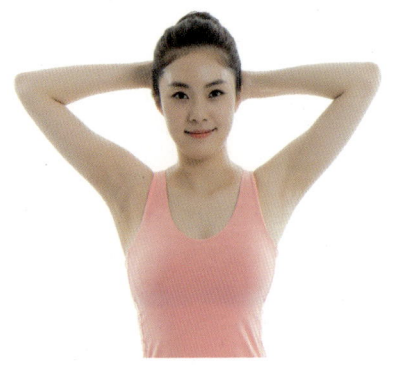
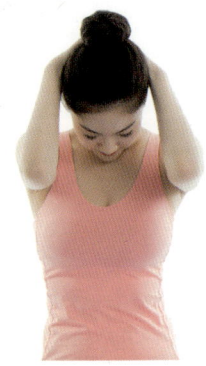

2 양손을 깍지 껴서 뒤통수에 갖다 댄다. 숨을 내쉬면서 양손으로 머리를 아래쪽으로 당겨 5초간 유지한다. 5회 실시한다.

목 45도 전후방 스트레칭

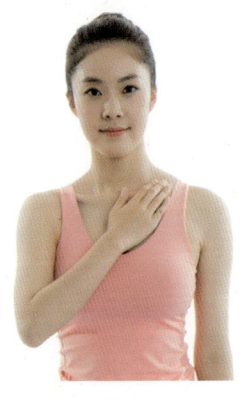
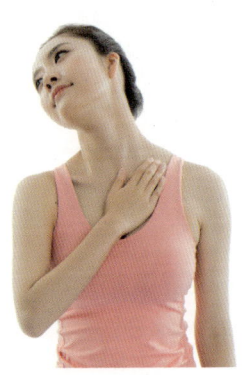

1 오른손을 왼쪽 쇄골에 갖다 댄다. 숨을 내쉬면서 고개를 오른쪽 위쪽 방향으로 45도 젖히면서 목 앞쪽을 늘이고 5초간 유지한다. 반대쪽도 동일하게 실시하고, 각 5회씩 실시한다.

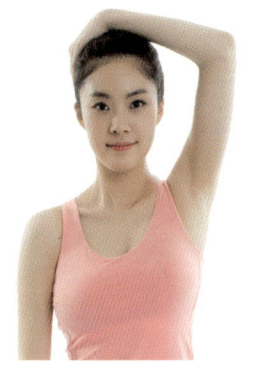 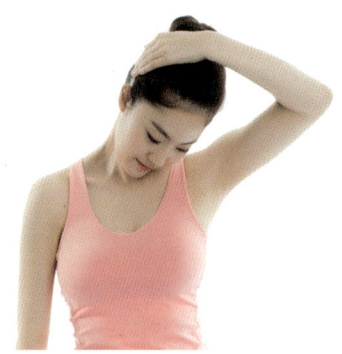

2 왼손을 머리 위로 들어서 오른쪽 귀 윗부분에 갖다 댄다. 숨을 내쉬면서 왼쪽 방향으로 45도 숙이면서 목 뒤쪽을 늘이고 5초간 유지한다. 반대쪽도 동일하게 실시하고, 각 5회씩 실시한다.

③ 팔 림프 체조

팔과 어깨 부위는 팔과 가슴 쪽에서 흘러 들어오는 림프액의 집결지다. 보통 일상생활에서 어깨 부위는 잘못된 자세와 장시간 컴퓨터 사용 등으로 통증이 빈번한 부위다. 통증이 있으면 근육은 더욱 긴장하여 혈관 및 림프관의 흐름이 느려져 두꺼운 어깨와 둔탁한 얼굴선을 가지게 된다. 매끈한 팔과 어깨를 가지고 싶다면 팔 림프 체조로 림프액 흐름을 돕는다.

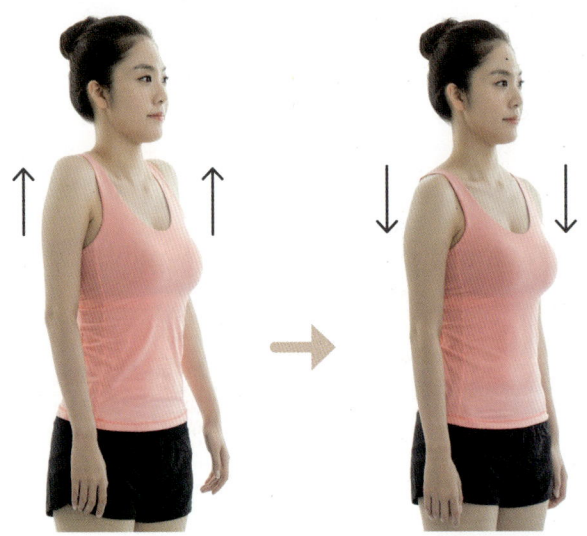

1 어깨를 최대한 귀 가까이에 오도록 위로 올리고 잠시 멈췄다가 '툭' 하며 어깨를 힘없이 내려놓는다. 5회 실시한다.

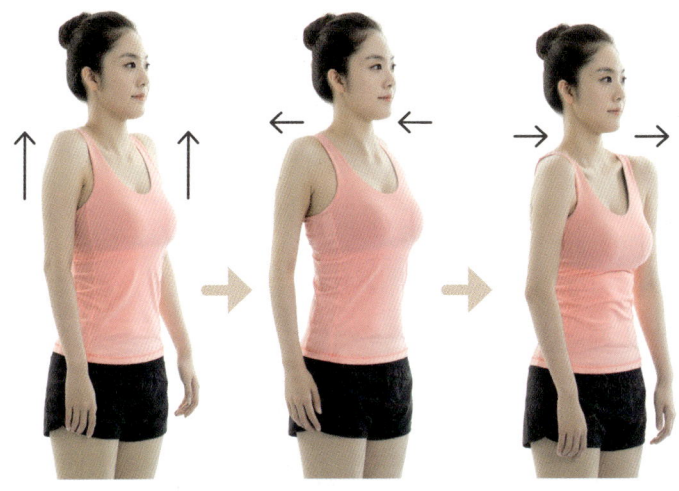

2 어깨를 최대한 귀 가까이에 오도록 위로 올리고, 그 상태에서 뒤쪽으로 밀듯이 돌리고 다시 앞쪽으로 돌린다. 5회 실시한다.

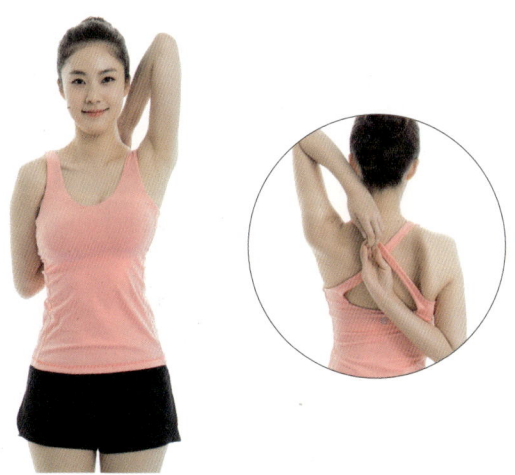

3 왼팔은 머리 위로, 오른팔은 아래로 해서 등 뒤에서 두 손을 마주 잡는다. 5초간 유지한 후 반대쪽도 동일하게 실시한다.

④ 다리 림프 체조

다리는 부종과 통증의 호소가 많은 곳이다. 특히 림프관의 기능이 떨어지면 다리에 뻐근한 통증이 생기고 발목 주변에 노폐물이 쌓인다. 종아리 앞쪽을 손가락으로 눌렀을 때 움푹 들어간 상태가 유지되면 부종일 수 있다. 다리 림프 체조는 서혜부 림프절을 통해 노폐물이 잘 빠져나갈 수 있도록 돕는 역할을 한다.

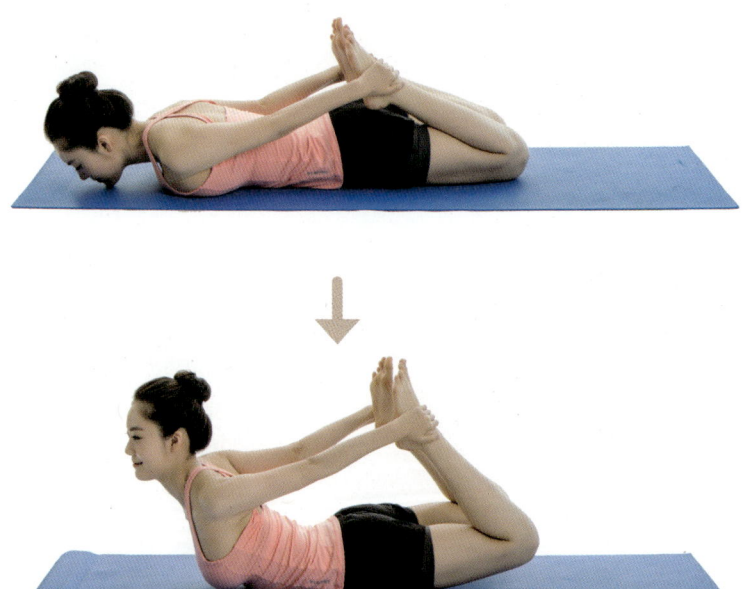

1 엎드린 상태에서 양 무릎을 굽혀서 양손으로 양발을 잡는다. 숨을 내쉬면서 상체와 다리를 동시에 들어 올리고 시선은 정면을 향한다. 이 자세를 5초간 유지한다.

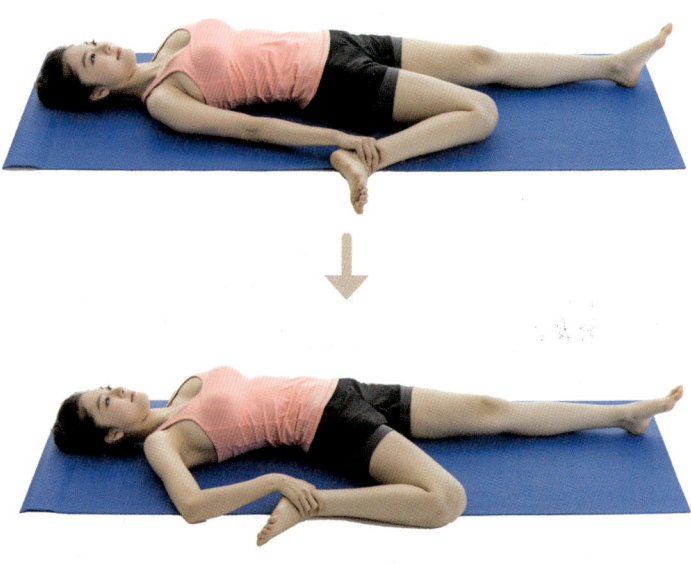

2 누운 상태에서 한쪽 다리를 뒤쪽으로 구부려 허벅지 내측을 늘인다. 구부린 다리의 발목을 좀 더 잡아 당겨 허벅지 안쪽과 서혜부 앞쪽이 최대한 늘어날 수 있도록 한다. 이 자세를 5초간 유지한다. 반대쪽도 동일하게 실시한다.

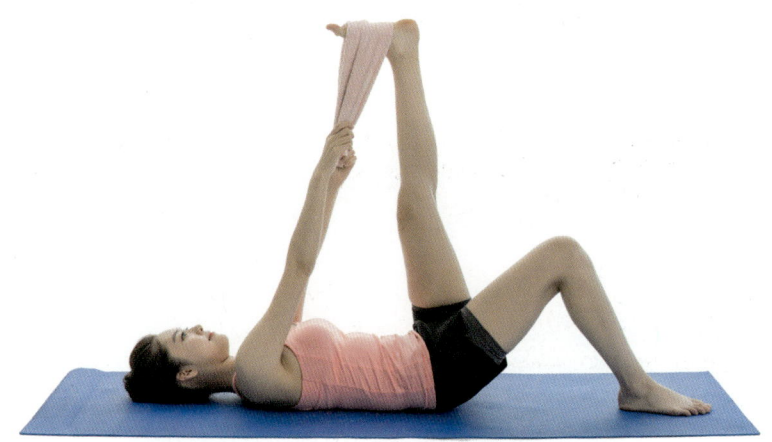

3   누운 상태에서 수건이나 밴드를 이용해 한쪽 발바닥에 걸고 위로 들어 올린다. 이때 무릎이 구부러지지 않도록 한다. 이 자세를 5초간 유지한다. 반대쪽도 동일하게 실시한다.

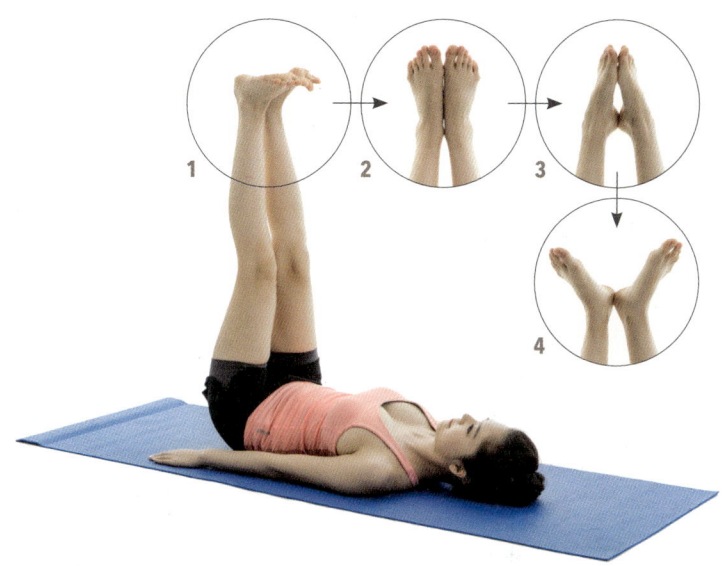

4 누운 상태에서 발등을 몸 쪽으로 최대한 끌어당겼다가 위쪽으로 발끝을 쭉 펴고, 발바닥 마주 대기 후 발등 마주 대기를 한다. 각 동작마다 5초간 유지하고, 2세트 실시한다.

의상 협찬 레이지비 www.lazybee.co.kr | 1666-1986

하루 15분
기적의
림프 청소

펴낸날 초판 1쇄 2016년 6월 20일 | 초판 13쇄 2024년 3월 15일

지은이 김성중 · 심정묘

펴낸이 임호준
출판 팀장 정영주
편집 김은정 조유진 김경애
디자인 김지혜 | **마케팅** 길보민 정서진
경영지원 박석호 유태호 신혜지 최단비 김현빈

사진 한정수(studio etc. 010-6232-8725)
모델 김동현 | **일러스트** 이혜영

인쇄 (주)웰컴피앤피

펴낸곳 비타북스 | **발행처** (주)헬스조선 | **출판등록** 제2-4324호 2006년 1월 12일
주소 서울특별시 중구 세종대로 21길 30 | **전화** (02) 724-7664 | **팩스** (02) 722-9339
인스타그램 @vitabooks_official | **포스트** post.naver.com/vita_books | **블로그** blog.naver.com/vita_books

© 김성중 · 심정묘, 2016

이 책은 저작권법에 따라 보호를 받는 저작물이므로 무단 전재와 무단 복제를 금지하며,
이 책 내용의 전부 또는 일부를 이용하려면 반드시 저작권자와 (주)헬스조선의 서면 동의를 받아야 합니다.
책값은 뒤표지에 있습니다. 잘못된 책은 서점에서 바꾸어 드립니다.

ISBN 979-11-5846-099-0 13510

비타북스는 독자 여러분의 책에 대한 아이디어와 원고 투고를 기다리고 있습니다.
책 출간을 원하시는 분은 이메일 vbook@chosun.com으로 간단한 개요와 취지, 연락처 등을 보내주세요.

비타북스는 건강한 몸과 아름다운 삶을 생각하는 (주)헬스조선의 출판 브랜드입니다.